Himanshu Deswal
Amit Bhardwaj
Harpreet Singh Grover

Terapias Fitoterapêuticas e Naturopáticas Adjuntas em Periodontologia

Himanshu Deswal
Amit Bhardwaj
Harpreet Singh Grover

Terapias Fitoterapêuticas e Naturopáticas Adjuntas em Periodontologia

ScienciaScripts

Imprint
Any brand names and product names mentioned in this book are subject to trademark, brand or patent protection and are trademarks or registered trademarks of their respective holders. The use of brand names, product names, common names, trade names, product descriptions etc. even without a particular marking in this work is in no way to be construed to mean that such names may be regarded as unrestricted in respect of trademark and brand protection legislation and could thus be used by anyone.

Cover image: www.ingimage.com

This book is a translation from the original published under ISBN 978-3-659-83192-8.

Publisher:
Sciencia Scripts
is a trademark of
Dodo Books Indian Ocean Ltd. and OmniScriptum S.R.L publishing group

120 High Road, East Finchley, London, N2 9ED, United Kingdom
Str. Armeneasca 28/1, office 1, Chisinau MD-2012, Republic of Moldova, Europe
Printed at: see last page
ISBN: 978-620-8-34450-4

Índice:

Terapias Fitoterapêuticas e Naturopáticas Adjuntas em Periodontologia

Introdução

A cavidade oral é a principal via através da qual o corpo é exposto ao ambiente externo e é considerada a porta de entrada da infeção.[1] As doenças orais continuam a ser um importante problema de saúde a nível mundial. A cárie dentária e as doenças periodontais contam-se entre os problemas de saúde oral mais importantes a nível mundial, embora doenças como os cancros orais e faríngeos e as lesões dos tecidos orais constituam também preocupações de saúde significativas. Apesar dos progressos gerais no estado geral de saúde das pessoas que vivem nos países industrializados, incluindo a saúde oral e dentária. A saúde oral é parte integrante do bem-estar geral e está relacionada com a qualidade de vida que se estende para além das funções do complexo craniofacial. Existem provas consideráveis que associam uma saúde oral deficiente a doenças crónicas, por exemplo, existe uma forte associação entre doenças periodontais graves e diabetes. Nas doenças periodontais, as áreas na fenda gengival ou abaixo dela ficam infectadas, provocando uma resposta inflamatória celular da gengiva e do tecido conjuntivo circundante.[2] A gengivite e a periodontite são as doenças orais inflamatórias mais comuns.[3] Estas respostas inflamatórias podem manifestar-se sob a forma de gengivite (extremamente comum e observada como hemorragia dos tecidos gengivais ou gengivais) ou de periodontite (a resposta inflamatória resulta na perda de colagénio de fixação do dente ao osso e na perda de osso). [2]

Com o avanço exponencial no campo da medicina dentária, surgiram várias medidas preventivas dirigidas aos factores causadores das doenças orais. A acumulação de placa bacteriana é um desses factores que predispõe o indivíduo tanto para a cárie dentária como para a doença periodontal.[4] Está bem estabelecido que a placa supragengival é a causa da gengivite e desempenha um papel primordial no início da periodontite.[5] A remoção da placa microbiana leva à resolução da inflamação gengival e a cessação do controlo da placa leva à recorrência da inflamação.[5]

A prevenção eficaz destas infecções pode ser conseguida através da remoção mecânica da placa dentária por meio de uma escovagem adequada dos dentes e do uso do fio dental. No entanto, a maioria da população, especialmente os indivíduos idosos, pode não efetuar uma remoção mecânica suficiente da placa bacteriana. Os agentes químicos utilizados sob a forma de dentífricos ou de elixires bucais podem ter efeitos secundários indesejáveis, como a coloração dos dentes, a alteração do sabor e o desenvolvimento de reacções de hipersensibilidade. Embora os antibióticos sejam utilizados por rotina para prevenir infecções sistémicas com origem na cavidade oral, não são recomendados para a prevenção regular da formação de placa dentária devido ao risco de as bactérias desenvolverem resistência aos mesmos.[6]

Uma erva é qualquer planta que não possua o tecido lenhoso caraterístico dos arbustos ou das árvores.[7] As ervas podem ser administradas sob a forma de extractos, sumos, chás, pastilhas, óleos e cápsulas.

Os produtos à base de plantas têm sido utilizados desde a antiguidade pelos seres humanos como forma de alcançar ou recuperar a saúde. Ao longo das décadas, muitas plantas com propriedades biológicas e antimicrobianas têm sido estudadas por empresas farmacêuticas como fontes de novos agentes fitoterapêuticos. Desde a Declaração de Alma-Ata, em 1978, a Organização Mundial de Saúde (OMS) expressou a necessidade de valorizar a utilização de plantas medicinais nos sistemas de saúde pública, uma vez que alguns estudos indicaram que quase 80% da população mundial utiliza estas plantas nos cuidados primários.[8] A investigação moderna demonstrou que existe de facto uma ciência sólida para apoiar estas práticas antigas.[9]

Henri Leclerc introduziu a terminologia da fitoterapia na ciência médica. As pessoas experimentaram os produtos naturais como sendo úteis para a sua saúde e aprenderam a tratar as doenças de forma específica. Por conseguinte, é apropriado discutir as terapias adjuvantes fitoterapêuticas e naturopáticas de uma forma orientada para a doença. Os fitofármacos são constituídos por um ingrediente principal responsável pelo principal mecanismo de eficácia e por agentes auxiliares, agentes de apoio (que afectam a farmacocinética) e agentes estabilizadores da estrutura. Frequentemente, os produtos farmacêuticos fitoterapêuticos são compostos por numerosos produtos à base de plantas ou agentes que aumentam a eficácia médica.

Os produtos farmacêuticos químicos e os fitoterapêuticos possuem uma gama terapêutica mais ampla, menos reacções adversas e menos interações com outros produtos farmacêuticos. Os medicamentos fitoterapêuticos e os medicamentos à base de plantas, com as suas raízes na medicina fitoterapêutica clássica, têm um papel bem estabelecido na otorrinolaringologia. Uma seleção e aplicação criteriosas podem significar um enorme benefício para o doente, em particular em casos de contra-indicações, resistência a quimioterapia e antibióticos ou a pedido do doente. Nos casos em que faltam estudos clínicos e meta-análises, a longa tradição da medicina baseada no indivíduo e na experiência fornece a base para a consideração terapêutica.[10]

O sistema de medicina da Naturopatia é um sistema de ciência de cura que estimula o poder inerente do corpo para recuperar a saúde. A Naturopatia é um apelo ao "Regresso à Natureza" e ao recurso a uma forma simples de viver em harmonia com o eu, a sociedade e o ambiente. O Dicionário Médico Ilustrado de Dorland define a Naturopatia como "um sistema de terapia sem drogas, fazendo uso de forças físicas como o ar, a luz, a água, o calor, a mensagem, etc.

A Naturopatia foi trazida para os Estados Unidos em 1896 pelo Dr. Benedict Lust, que fundou a primeira faculdade e sanatório na cidade de Nova Iorque. O Dr. Henry Lindlahr e outros chegam ao ponto de creditar Vincent Priessnitz

(1799-1851) como "pai da Naturopatia". A palavra "Naturopatia" foi cunhada pelo Dr. John Scheel no ano de 1895 e foi propagada e popularizada no mundo ocidental pelo Dr. Benedict Lust.

Tanto os médicos tradicionais como os profissionais holísticos e naturopatas concordam que os sistemas endócrino, imunitário, cardiovascular e dentário estão relacionados. Os dentistas naturopatas acreditam que dentes e gengivas saudáveis são o reflexo de um corpo saudável e vice-versa. A medicina dentária naturopática tratará os sintomas de dentes pouco saudáveis, mas também procurará identificar e tratar a causa da aflição.[11]

Capítulo 1

Naturopatia

O sistema de Medicina Naturopática é um sistema de ciência de cura que estimula o poder inerente do corpo para recuperar a saúde com a ajuda dos cinco grandes elementos da natureza - Terra, Água, Ar, Fogo e Éter. A Naturopatia é um apelo ao "Regresso à Natureza" e ao recurso a uma forma simples de viver em harmonia com o eu, a sociedade e o ambiente.[12]

A Naturopatia é uma forma de medicina alternativa baseada na ideia de que o corpo tem uma capacidade inata de combater a doença e de se curar a si próprio. Os naturopatas melhoram a saúde e tratam a doença tratando a pessoa de forma holística, explorando os recursos internos do corpo, da mente e do espírito da pessoa. A Naturopatia compreende uma mistura de diferentes terapias, todas elas tentando restaurar a saúde do corpo da forma mais natural e não invasiva, estimulando os poderes de cura do próprio corpo. [9]

A Naturopatia é uma abordagem à cura que utiliza meios "naturais", como a dieta e o estilo de vida. A Naturopatia pode incorporar abordagens como suplementos dietéticos, ervas, exercício, massagem, iridologia, acupunctura, análise capilar e homeopatia. [13]

O Dicionário Médico Ilustrado de Dorland define a Naturopatia como "um sistema de terapia sem medicamentos, que utiliza forças físicas como o ar, a luz, a água, o calor, a mensagem, etc. 14 As raízes da naturopatia podem ser rastreadas até aos ensinamentos de Hipócrates, Galeno e Paracelso, mas muitas das suas tradições de cura derivam da tradição religiosa, da medicina popular e da medicina nativa americana. A Naturopatia foi trazida para os Estados Unidos em 1896 pelo Dr. Benedict Lust, que criou a primeira faculdade e sanatório na cidade de Nova Iorque. Ele começou a ensinar a Cura pela Água Kneipp, que era popular na Europa. O Dr. Lust fundou o Kneipp Water-Cure Institute em Nova Iorque, que mais tarde começou a ensinar o uso de dieta, nutrição, terapia de luz, manipulação da coluna vertebral, homeopatia e medicina herbal. O movimento da Cura pela Natureza começou na Alemanha e noutros países ocidentais com a "Cura pela Água" (Hidroterapia). A cura pela água era sinónimo de Cura pela Natureza nesses primeiros tempos. O crédito de tornar a palavra cura pela água famosa vai para Vincent Priessnitz (1799-1851), que era um agricultor. O Dr. Henry Lindlahr e outros chegam ao ponto de o creditar como "pai da Naturopatia". A palavra "Naturopatia" foi cunhada pelo Dr. John Scheel no ano de 1895 e foi propagada e popularizada no mundo ocidental pelo Dr. Benedict Lust.[15]

Conceitos básicos do sistema de medicina da Naturopatia [14,16]

A Cura pela Natureza é um modo de vida do qual encontramos uma série de referências nos Vedas e noutros textos antigos. A teoria da matéria mórbida, o conceito de força vital e outros conceitos em que se baseia a Cura pela Natureza já estão disponíveis em textos antigos que indicam que estes métodos eram amplamente praticados na Índia antiga.

Toda a prática da cura pela Natureza se baseia nos três princípios seguintes:

1. Acumulação de matéria mórbida
2. Composição anormal do sangue e da linfa
3. Diminuição da vitalidade

Princípios do Sistema de Medicina da Naturopatia [12]

1. Todas as doenças, a sua causa e o seu tratamento são um só.
2. A causa básica da doença não são as bactérias. As bactérias desenvolvem-se após a acumulação de matéria mórbida, quando se desenvolve no corpo uma atmosfera favorável ao seu crescimento. A causa básica é a matéria mórbida, não as bactérias.
3. As doenças agudas são nossas amigas e não inimigas. As doenças crónicas são o resultado de um tratamento errado e da supressão das doenças agudas.
4. A natureza é o maior curandeiro. O corpo tem a capacidade de se prevenir contra as doenças e de recuperar a saúde se não estiver saudável.
5. Na Naturopatia o doente é tratado e não a doença.
6. Na Naturopatia o diagnóstico é facilmente possível. Não é necessária ostentação. Não é necessário esperar muito tempo pelo diagnóstico para efetuar o tratamento.
7. Os doentes que sofrem de doenças crónicas também são tratados com sucesso em comparativamente menos tempo na Naturopatia.
8. Depois de emergir, a doença suprimida pode ser curada pela Naturopatia.
9. A Nature Cure trata os quatro aspectos físicos, mentais, sociais (morais) e espirituais ao mesmo tempo.
10. A Nature Cure trata o corpo como um todo em vez de tratar cada órgão separadamente.
11. A Naturopatia não utiliza medicamentos. De acordo com a Naturopatia "Alimento é Medicina".
12. A oração, de acordo com a fé espiritual de cada um, é uma parte importante do tratamento. Em suma, a Cura pela Natureza inclui todos os tratamentos não invasivos e modalidades de diagnóstico disponíveis que não interferem com a capacidade funcional natural do corpo e com o processo de cura e que estão em conformidade com os princípios construtivos da Natureza.

Modalidades de tratamento no âmbito do Sistema de Medicina Naturopática [12]

Os métodos aplicados para a cura em Naturopatia são os seguintes

Terapia da água

A água é o mais antigo de todos os agentes terapêuticos. É empregue de diferentes formas no tratamento e produz vários tipos de efeitos fisiológicos, dependendo da temperatura e da duração. A hidroterapia é utilizada em quase todos os tipos de doenças.

Terapia do ar

O ar fresco é essencial para uma boa saúde. A terapia do ar é empregue em diferentes pressões e temperaturas numa variedade de condições de doença.

Terapia do fogo

A existência de todas as criaturas e formas depende de "Agni" (Fogo). No tratamento da Cura da Natureza, são utilizadas diferentes temperaturas através de diferentes técnicas de aquecimento para produzir diferentes efeitos específicos.

Terapia espacial

A congestão provoca doenças. O jejum é a melhor terapia para aliviar a congestão do corpo e da mente.

Terapia da lama

A lama absorve, dissolve e elimina as toxinas e rejuvenesce o corpo. É utilizada no tratamento de várias doenças como a obstipação, doenças de pele, etc.

Terapia alimentar

A maior parte das doenças pode ser tratada através da terapia alimentar. À medida que come, fica em boa forma física e mental. A sua comida é o seu remédio. Estes são os principais slogans da Nature Cure.

Massagem terapêutica

A massagem é geralmente utilizada para efeitos tónicos, estimulantes e sedativos. É um substituto eficaz do exercício físico.

Acupressão

Existem diferentes pontos das mãos, dos pés e do corpo que estão associados a diferentes órgãos. Ao aplicar pressão sobre estes pontos selecionados, os órgãos relacionados podem ser influenciados para se livrarem das suas doenças.

Magneto terapia

Os ímanes influenciam a saúde; os pólos Sul e Norte de diferentes potências e formas são utilizados no tratamento, aplicando-os diretamente em diferentes partes do corpo ou através de água ou óleo carregados.

Cromoterapia

Os raios solares têm sete cores - violeta, índigo, azul, verde, amarelo, laranja e vermelho. Estas cores são empregues através da irradiação do corpo ou da administração de motores carregados, óleo e comprimidos para tratamento.

Naturopatia e medicina dentária [17,18]

A medicina naturopática centra-se no restabelecimento da saúde do corpo, apoiando e reforçando as propriedades curativas naturais existentes internamente. A medicina naturopática, incluindo a medicina dentária naturopática, recorre a materiais não tóxicos e seguros para um apoio suplementar à cura. Na sua essência, a medicina naturopática e a medicina dentária naturopática acreditam que a saúde geral do corpo afecta a saúde da boca e que a saúde oral afecta a saúde do corpo. A Associação Dentária Americana (ADA) concorda. Num documento recente, a ADA declarou "A saúde oral não está separada da saúde geral; de facto, a saúde oral está frequentemente associada a outras doenças, incluindo acidentes vasculares cerebrais, doenças cardíacas e diabetes. Talvez seja porque a maioria de nós consulta um dentista para cuidados de saúde oral e um médico de clínica geral ou médico de família para cuidados gerais que separamos a saúde da nossa boca do resto do nosso corpo". Tanto os médicos tradicionais como os profissionais holísticos e naturopatas concordam que os sistemas endócrino, imunitário, cardiovascular e dentário estão relacionados.

Em geral, a medicina dentária naturopática procura soluções não tóxicas e não metálicas para melhorar a saúde oral e promover uma boa higiene oral. Embora os dentistas naturopatas prestem serviços convencionais, como exames e limpezas, tratamento de gengivite e doenças das gengivas, obturações, coroas e pontes, podem também analisar questões relacionadas com a ATM, o ressonar e a apneia do sono e a halitose. Muitos dentistas naturopatas podem efetuar um exame de sangue para detetar reacções alérgicas ou uma menor tolerância aos ingredientes encontrados nas obturações, pontes e coroas.

Um aspeto da medicina dentária de uma perspetiva Naturopática: Os óleos essenciais. Os óleos essenciais podem ser associados à aromaterapia e às preparações à base de plantas. Os óleos essenciais são versões mais concentradas e altamente refinadas das "fragrâncias" utilizadas na aromaterapia e em alguns perfumes e cosméticos. As tinturas são extractos de ervas extraídos geralmente em álcool ou vinagre.

Uma gota de óleo de rosa na fronha da almofada pode ajudar a aumentar a confiança. É bom para os novos doentes apreensivos, mas não ultrapassa as atitudes, a impetuosidade ou os efeitos secundários de uma cadeira inadequada. Uma mistura de 1/3 de óleo de hortelã-pimenta, 2/3 de etanol (95% de álcool de cereais - Ever clear) é óptima para dores de cabeça. Uma gota colocada e esfregada no meio da testa e nas têmporas diminui a maioria das dores de cabeça em 90 segundos. Gotas adicionais colocadas no occipital e/ou nos processos mastóides também ajudam. A

dor de cabeça pode não desaparecer, mas a sua gravidade diminui definitivamente.
A hortelã-pimenta é revigorante a nível emocional, físico e mental. A alfazema, esfregada nas "dores de gatilho" ou nos "nós" musculares, ajuda a relaxar o músculo e a facilitar a drenagem linfática. É boa para entorses, queimaduras, abcessos bucais, problemas de pele e ajuda a prevenir cicatrizes. Funciona bem aplicado diretamente na área em questão.
O limão é anti-sético e anti-viral. É utilizado como adstringente. Ajuda a purificar a água (algumas gotas por copo) e o ar (através de um difusor). Ajuda a limpar a pele, pois elimina a goma, o óleo e a gordura. É refrescante para a mente.
O óleo de cravinho (eugenol) é sedativo para as dores de dentes. A mirra, a rosa, o incenso e a alfazema são úteis para a gengivite e as infecções periodontais. Helichrysum aplicado com um cotonete a cada 15 minutos após uma cirurgia periodontal (gengiva) ajudará a diminuir a dor. A cárie dentária e a periodontite (doença das gengivas) devem ser tratadas profissionalmente, e não há substituto para uma higiene oral imaculada. Os dentes limpos não se deterioram e as gengivas saudáveis não sangram, não têm bolsas, não acumulam placa bacteriana nem geram mau hálito.
A maioria dos dentistas naturopatas dissuade o uso de flúor, no elixir bucal, na água potável e na pasta de dentes. Alguns estudos sugerem que o flúor ingerido tem sido associado ao cancro e a problemas ósseos. Outras pesquisas sugerem que não há nenhum benefício real do flúor, por isso muitos dentistas naturopatas optam por ficar longe dele. As pastas de dentes convencionais podem conter abrasivos agressivos, incluindo propilenoglicol. As pastas de dentes e elixires naturais estão a tornar-se alternativas mais populares para a saúde, higiene e manutenção oral.
Nestes produtos, é possível encontrar

- Bicarbonato de sódio, sal marinho, ácido cítrico para combater o tártaro
- Óleo de chá verde e óleo de hortelã-pimenta para combater as bactérias
- Óxido de zinco, extrato de papaia para branquear os dentes
- Extrato de semente de toranja para bloquear os ácidos Alguns destes produtos holísticos também podem ser isentos de glúten e com baixo teor de sulfatos ou sem sulfatos para os consumidores com alergias ou sensibilidades.

Conclusão
O tratamento efectuado por um dentista "naturopata" ou "holístico" ou "natural" ou "biológico" não é menos dispendioso do que o tratamento convencional. Os honorários podem até ser mais elevados devido ao tempo adicional, competência, cuidado e discernimento envolvidos. Este tratamento também não é menos exigente para o paciente no que respeita ao acompanhamento consciencioso com cuidados domiciliários e visitas periódicas para consultas de prevenção e manutenção. Os dentistas naturopatas acreditam que dentes e gengivas saudáveis são o reflexo de um corpo saudável e vice-versa. A medicina dentária naturopática tratará os sintomas de dentes pouco saudáveis, mas também procurará identificar e tratar a causa da aflição.

Aloé vera

Nome da planta medicinal: *Aloe Barbadensis Mill*
Família: Liliaceae
Nome comum: Aloé Vera[19]
A planta Aloé vera é conhecida e utilizada há séculos pelas suas propriedades de saúde, beleza, medicinais e de cuidado da pele. O nome Aloé vera deriva da palavra árabe "Alloeh" que significa "substância amarga brilhante", enquanto "vera" em latim significa "verdadeiro". Há 2000 anos, os cientistas gregos consideravam o Aloé vera como a panaceia universal. Os egípcios chamavam ao Aloé "a planta da imortalidade".
Antecedentes históricos
O Aloé vera é utilizado para fins medicinais em várias culturas há milénios: Grécia, Egito, Índia, México, Japão e China. As rainhas egípcias Nefertiti e Cleópatra utilizavam-no como parte dos seus regimes de beleza regulares. Alexandre, o Grande, e Cristóvão Colombo utilizavam-na para tratar as feridas dos soldados. A primeira referência ao Aloé vera em inglês foi uma tradução de John Goodyew, em 1655 d.C., de Dioscorides. Tratado médico De Materia Medica.[20] A história refere que foram travadas guerras, como a de Aníbal, para obter o controlo da sua área de cultivo no Norte de África, por volta de 1750 a.C. As suas utilizações são mencionadas em vários livros e tablóides de barro da Mesopotâmia em vários países como o Egito, a Grécia, a África do Sul, a Índia, a China, o México e o Japão para várias doenças como queimaduras, queda de cabelo, infecções cutâneas, hemorróidas, sinusite, dores gastrointestinais. É também um cicatrizante para feridas, queimaduras de raios X, picadas de insectos; e anti-helmíntico, somático, anti-artrítico.[21] No início do século XIX, o Aloé vera era utilizado como laxante nos Estados Unidos, mas em meados da década de 1930, ocorreu um ponto de viragem quando foi utilizado com sucesso no tratamento da dermatite de radiação crónica e grave.[20]
O Aloé é uma planta arbustiva ou arborescente, perene, xerófita, suculenta, de cor verde-pérola. Cresce principalmente nas regiões secas de África, Ásia, Europa e América. Na Índia, encontra-se em Rajasthan, Andhra Pradesh, Gujarat, Maharashtra e Tamil Nadu.[22] Existem mais de 300 espécies de plantas de aloé, mas apenas 2 espécies foram estudadas, que são Aloe barbadensis Miller e Aloe aborescens.[21]
A planta tem folhas triangulares e carnudas com bordos serrilhados, flores tubulares amarelas e frutos que contêm

numerosas sementes. Cada folha é composta por três camadas: 1) Um gel transparente interior que contém 99% de água e o resto é composto por glucomananos, aminoácidos, lípidos, esteróis e vitaminas. 2) A camada intermédia de látex, que é a seiva amarela amarga e contém antraquinonas e glicosídeos. 3) A camada exterior espessa de 15-20 células, designada por casca, que tem uma função protetora e sintetiza hidratos de carbono e proteínas. No interior da casca encontram-se os feixes vasculares responsáveis pelo transporte de substâncias como a água (xilema) e o amido (floema).[22]

Constituintes do aloé vera/aloés[23]

Antraquinonas	***Compostos inorgânicos***
Aloin	Cálcio
Barbaloin	Sódio
Isobarbaloína	Cloro
Antranol	Manganês
Ácido aloético	Zinco
Éster do ácido cinâmico	Crómio
Aloé-emodina	Sorbato de potássio
Emodin	Cobre
Ácido crisofânico	Magnésio
Resistanol	Ferro
Sacarídeos	***Enzimas***
Celulose	Ciclo-oxigenase
Glicose	Oxidase
Manose	Amilase
L-ramnose	Catalase

Aldopentose	Lipase
	Fosfatase alcalina
	Carboxipeptidase
Vitaminas	***Aminoácidos essenciais***
B1	Lisina
B2	Treonina
B6	Valina
Colina	Leucina
Ácido fólico	Isoleucina
C	Fenilalanina
a-tocoferol	Metionina
ß-caroteno	
Aminoácidos não essenciais	***Diversos***
Histidina	Colesterol
Arginina	Triglicéridos
Hidroxiprolina	Esteróides
Ácido aspártico	ß-sitosterol
Ácido glutâmico	Ligninas

Prolina	Ácido úrico
Glicina	Giberelina
Alanina	Substância semelhante a uma lectina
Tirosina	Ácido salicílico
	Ácido araquidónico

Várias formas de Aloé vera utilizadas

1. Como pasta de dentes, elixir bucal
2. Como gel para promover a cicatrização de queimaduras, picadas, picadas de insectos e muitas lesões cutâneas; protege e promove a cura.
3. Como spray tópico ativador de Aloé, que é utilizado para infecções da garganta, erupções dentárias dolorosas e dores nas articulações
4. Sumo de aloé vera, que é tomado por via sistémica como bebida para a síndrome do intestino irritável e como um forte agente desintoxicante. Também actua como um neuro-sedativo e um estimulante imunitário.
5. Como potente suplemento nutricional e antioxidante.[21]

O Aloé vera é um remédio caseiro útil que pode ser utilizado como agente hidratante. O Aloé vera tem sido utilizado com bons resultados em várias doenças da pele, incluindo radiodermatite, queimaduras pelo frio, psoríase e infeção por herpes genital. As acções farmacológicas relatadas do Aloé vera incluem acções anti-inflamatórias, anti-bacterianas, anti-oxidantes, anti-virais e anti-fúngicas, bem como efeitos hipoglicémicos.[21]

As utilizações dentárias do Aloé vera são múltiplas. É extremamente útil no tratamento de doenças das gengivas como a gengivite e a periodontite. Reduz a hemorragia, a inflamação e o inchaço das gengivas. É um poderoso antissético em bolsas onde a limpeza normal é difícil, e as suas propriedades anti-fúngicas ajudam muito no problema da estomatite das dentaduras, úlceras aftosas, fissuras e cantos da boca rachados. É um poderoso promotor de cicatrização e pode ser utilizado após extracções. Tem sido utilizado no tratamento de canais radiculares como penso sedativo e lubrificação de limas durante a preparação biomecânica. 21

Mecanismo de ação

Propriedades curativas

O glucomanano, um polissacárido rico em manose, e a giberelina, uma hormona de crescimento, interagem com os receptores de factores de crescimento nos fibroblastos, estimulando assim a sua atividade e proliferação, o que, por sua vez, aumenta significativamente a síntese de colagénio após o Aloé vera tópico e oral. O gel de Aloé não só aumentou o conteúdo de colagénio da ferida, como também alterou a composição do colagénio (mais tipo III) e aumentou o grau de ligação cruzada do colagénio. Devido a isto, acelerou a contração da ferida e aumentou a força de rutura do tecido cicatricial resultante. Foi relatado um aumento da síntese de ácido hialurónico e sulfato de dermatano no tecido de granulação de uma ferida em cicatrização após tratamento oral ou tópico.

Ação anti-inflamatória

O Aloé vera inibe a via da ciclo-oxigenase e reduz a produção de prostaglandina E2 a partir do ácido araquidónico. Recentemente, o novo composto anti-inflamatório denominado C-glucosil cromona foi isolado de extractos de gel.[22]

Efeitos no sistema imunitário

Os alprogénios inibem o influxo de cálcio nos mastócitos, inibindo assim a libertação de histamina e leucotrieno mediada por anticorpos antigénicos dos mastócitos.[24] Num estudo realizado em ratos aos quais tinham sido previamente implantadas células de sarcoma murino, o acemannan estimula a síntese e a libertação de interleucina-1 (IL-1) e do fator de necrose tumoral dos macrófagos dos ratos, que por sua vez iniciam um ataque imunitário que resulta na necrose e regressão das células cancerosas. Vários compostos de baixo peso molecular são também capazes de inibir a libertação de radicais livres de oxigénio reativo a partir de neutrófilos humanos activados.[22]

Atividade anti-viral e anti-tumoral

Estas acções podem ser devidas a efeitos indirectos ou diretos. O efeito indireto é devido à estimulação do sistema imunitário e o efeito direto é devido às antraquinonas.[22] Sydiskis et al testaram uma amostra purificada de aloé emodin sobre a infecciosidade do vírus herpes simplex tipo 1 e tipo 2 e verificaram que o aloé emodin inactivou todos os vírus, incluindo o vírus varicela-zoster, o vírus da gripe e o vírus da pseudo-raiva. O exame por micrografia eletrónica do vírus do herpes simplex testado com antraquinonas demonstrou que os envelopes estavam parcialmente rompidos. Estes resultados mostraram que as antraquinonas extraídas de uma grande variedade de plantas (incluindo o aloé vera) são diretamente virucidas para os vírus com envelope.[25] Em estudos recentes, uma fração de polissacarídeo demonstrou inibir a ligação do benzopireno a hepatócitos primários de rato, prevenindo assim a formação de aductos benzopireno-DNA potencialmente iniciadores de cancro. Foi também relatada uma indução da glutationa S-transferase e uma inibição dos efeitos promotores de tumores do acetato de forbol mirístico, o que sugere um possível benefício da utilização do gel de aloé na quimioprevenção do cancro. [26,27]

Efeito hidratante e anti-envelhecimento

Os mucopolissacáridos ajudam a fixar a humidade na pele. O Aloé estimula os fibroblastos que produzem as fibras de colagénio e elastina, tornando a pele mais elástica e menos enrugada. Também tem efeitos coesivos nas células epidérmicas superficiais descamadas, colando-as umas às outras, o que suaviza a pele. Os aminoácidos também amolecem as células endurecidas da pele e o zinco actua como adstringente para fechar os poros. Os seus efeitos hidratantes também foram estudados no tratamento da pele seca associada à exposição profissional, em que as luvas de gel de aloé vera melhoram a integridade da pele, diminuem o aparecimento de rugas finas e reduzem o eritema.[28] Tem também um efeito anti-acne.[22]

Efeito anti-sético

O Aloé vera contém 6 agentes anti-sépticos: Lupeol, ácido salicílico, azoto ureico, ácido cinamónico, fenóis e enxofre. Todos eles têm uma ação inibidora sobre os fungos, as bactérias e os vírus.

Utilizações clínicas: a utilização clínica da aleo vera é apoiada principalmente por dados anedóticos. Embora a maioria destas utilizações seja interessante, são essenciais ensaios controlados para determinar a sua eficácia em todas as doenças seguintes.

A. Utilizações baseadas em provas científicas: Estas utilizações foram testadas em seres humanos ou animais. A segurança e a eficácia nem sempre foram comprovadas.

Condições: Dermatite seborreica, psoríase vulgar,[29] herpes genital, queimaduras cutâneas, diabetes (tipo 2),[30] infeção por VIH, prevenção do cancro, colite ulcerosa[31] cicatrização de feridas (os resultados do aloé na cicatrização de feridas são mistos, com alguns estudos a apresentarem resultados positivos e outros a não mostrarem qualquer benefício ou potencial agravamento), úlceras de pressão, mucosite, dermatite de radiação, acne vulgar, líquen plano, queimaduras pelo frio, estomatite aftosa e obstipação.

B. Utilizações baseadas na tradição ou na teoria: As utilizações abaixo são baseadas na tradição ou em teorias científicas. Muitas vezes não foram testadas exaustivamente em seres humanos e a sua segurança e eficácia nem sempre foram comprovadas.

Condições: Alopécia, infecções bacterianas e fúngicas da pele, feridas crónicas nas pernas, infecções parasitárias, lúpus eritematoso sistémico, artrite e tique-taque.

Efeitos antioxidantes e atividade de eliminação de radicais livres do aloé vera Três relatórios relativamente recentes demonstraram uma ação antioxidante de alguns constituintes do gel de aloé vera. Três derivados de aloesina do aloé (nomeadamente isorabaichromone, feruoylaloesin e p-coumaroylaloesin) mostraram actividades potentes de eliminação de radicais livres e aniões superóxido num ensaio que utiliza o sistema de microssomas de fígado de rato de peroxidação lipídica como gerador de radicais livres. Este ensaio de peroxidação lipídica é reconhecido como uma técnica padrão para medir os efeitos de eliminação de radicais livres dos anti-oxidantes.[19]

Um estudo posterior de Hu et al utilizou um sistema de ensaio semelhante para os radicais livres para confirmar a ação antioxidante dos extractos de aloé vera. Este relatório também observou que a fase de crescimento do aloé vera desempenha um papel significativo na composição dos constituintes antioxidantes e na atividade antioxidante. Por fim, uma fração glicoproteica de aloé vera (14kDa) mostrou uma atividade de eliminação de radicais contra o anião superóxido, gerado por um sistema gerador de radicais livres conhecido como sistema xantina-xantina oxidase; esta fração também inibiu a COX-2 e reduziu os níveis de Tx A2 sintase in vitro. Os autores deste estudo sugerem que tanto as glicoproteínas específicas como os compostos relacionados com a aloesina desempenham um papel importante na atividade anti-inflamatória do gel das folhas de aloé vera. [19]

Conclusão

O Aloé vera tem um futuro ilimitado em novas aplicações e na utilização em medicina dentária pelas suas propriedades cicatrizantes, antibacterianas, anti-inflamatórias e padrão de libertação como sistema local de administração de medicamentos.

Capítulo 2

Amla

Nome da planta medicinal: *Phyllanthus emblica Linn. (syn. Emblica officinalis)*
Família: Euphorbiaceae
Nome comum: Groselha-da-índia ou Amla[32]

A Emblica officinalis (EO) goza de uma posição sagrada na Ayurveda, um sistema de medicina indígena indiano. Segundo a crença na antiga mitologia indiana, é a primeira árvore a ser criada no universo. Pertence à família Euphorbiaceae. É também designada por Amla, *Phyllanthus Emblica ou* groselha da Índia. A espécie é originária da Índia e também cresce em regiões tropicais e subtropicais, incluindo o Paquistão, o Uzbequistão, o Srilanka, o Sudeste Asiático, a China e a Malásia. Os frutos da *Emblica officinalis* são muito utilizados no Aryuveda e acredita-se que aumentam a defesa contra as doenças. Tem o seu papel benéfico no cancro, na diabetes, no tratamento do fígado, nos problemas cardíacos, na úlcera, na anemia e em várias outras doenças. De igual modo, tem aplicação como antioxidante, imunomodulador, antipirético, analgésico, citoprotector, antitússico e gastroprotector. Além disso, é útil para melhorar a memória, distúrbios oftálmicos e reduzir o nível de colesterol. É frequentemente utilizada sob a forma de Triphla, que é uma formulação à base de plantas que contém frutos de *Emblica officinalis*, *Terminalia chebula e Terminalia belerica* em proporções iguais.[33] A presença de contaminantes microbianos pode afetar a eficácia e a estabilidade dos compostos activos. Isto pode também levar à deterioração das preparações tradicionais à base de plantas e dos medicamentos aos quais são adicionados. Além disso, a presença de microrganismos patogénicos em materiais vegetais pode afetar precariamente a saúde humana.[34]

Componentes

A Emblica officinalis contém principalmente taninos, alcalóides, compostos fenólicos, aminoácidos e hidratos de carbono. O seu sumo de fruta contém a vitamina C mais elevada (478,56 mg/100 mL). O fruto, quando misturado com outros frutos, aumenta a sua qualidade nutricional em termos de teor de vitamina C. Os compostos isolados da *Emblica officinalis* foram o ácido gálico, o ácido elágico, a 1-O-galoil-beta-D-glicose, a 3,6-di-O-galoil-D-glicose, o ácido chebulínico, a quercetina, o ácido chebulágico, a corilagina, a 1,6-di-O-galoil beta D-glicose, o ácido 3-etilgálico (ácido 3 etoxi 4,5 di-hidroxi-benzoico) e a isostrictiniina. A Phyllanthus emblica contém igualmente flavonóides, o 3 O alfa L (6" metil) ramnopiranosídeo de kaempferol e o 3 O alfa L (6"etil) ramnopiranosídeo de kaempferol. Foi isolado um novo glucósido de apigenina acilado (apigenina 7 O (6" butiril beta glucopiranosido) do extrato metanólico das folhas de Phyllanthus emblica, juntamente com os compostos conhecidos: ácido gálico, galato de metilo, 1,2,3,4,6-penta-O-galoglucose e luteolina-4'-O- neohesperiodósido.

Componentes

S.N.	Componentes químicos
1.	Taninos
2.	Alcalóides
3.	Compostos fenólicos
4.	Aminoácidos
5.	Hidratos de carbono
6.	Vitamina C

7.	Flavanóide
8.	Ácido elágico
9.	Ácido chebulínico
10.	Quercetina
11.	Ácido chebulágico
12.	Emblicanina-A
13.	Ácido gálico
14.	Emblicanina-B
15.	Punigluconina
16.	Pedunculagina
17.	Ácido cítrico
18.	Elagotanino
19.	Trigalilglicose
20.	Pectina

Composição percentual média da polpa do fruto de Emblica officinalis [33]

S.N.	Componentes	Percentagem
1.	Humidade	81.2%
2.	Proteína	0.5%

3.	Gordura	0.1%
4.	Matéria mineral	0.7%
5.	Fibra	3.4%
6.	Hidratos de carbono	14.1%
7.	Cálcio	0.05%
8.	Fósforo	0.02%
9.	Ferro	1,2mg/100gm
10.	Ácido nicotínico	0,2mg/100gm
11.	Vitamina C	600 mg/100 gm

A descrição ayurvédica do Amla [35]

O fruto possui estas propriedades segundo as classificações ayurvédicas:

1. Rasa (sabor): o azedo e o adstringente são os mais dominantes, mas o fruto tem cinco sabores, incluindo o doce, o amargo e o picante
2. Veerya (natureza): arrefecimento
3. Vipaka (sabor desenvolvido através da digestão): doce
4. Guna (qualidades): leve, seco
5. Doshas (efeito nos humores): acalma os três doshas: vata, kapha, pitta, e é especialmente eficaz para pitta

Comercialmente disponível como

1. Sumo de amla
2. Chyavanprash
3. Óleo
4. Pickle de amla
5. Amla murabba

Implicações médicas

Opções de cura

A. O amla protege as células contra os danos provocados pelos radicais livres e proporciona uma proteção anti-oxidante
B. O amla é utilizado para tratar doenças da pele, infecções respiratórias e envelhecimento prematuro
C. O amla é útil em hemorragias, diarreia, disenteria e tem valor terapêutico no tratamento da diabetes
D. A amla tem propriedades anti-bacterianas e adstringentes que ajudam a prevenir infecções e a curar úlceras
E. O amla é por vezes utilizado como laxante para aliviar a obstipação nas hemorróidas

Reforço da imunidade

Uma das razões para a reputação do Amla como um tónico geral que promove a energia e previne doenças pode ser o seu efeito no sistema imunitário. Vários estudos mostraram aumentos significativos na contagem de glóbulos brancos e outras medidas de imunidade reforçada em roedores que receberam Amla.

Doenças respiratórias

A groselha indiana é benéfica no tratamento de doenças respiratórias. É especialmente valiosa na tuberculose dos pulmões, na asma e na bronquite.

Diabetes

Esta erva, devido ao seu elevado teor de vitamina C, é eficaz no controlo da diabetes. Uma colher de sopa do seu sumo misturada com uma chávena de sumo de cabaça amarga, tomada diariamente durante dois meses, estimula o pâncreas e permite-lhe segregar insulina, reduzindo assim o açúcar no sangue na diabetes. As restrições alimentares devem ser estritamente observadas durante a toma deste medicamento. Também previne complicações oculares na diabetes.

Doença cardíaca

A groselha indiana é considerada um remédio eficaz para as doenças cardíacas. Tonifica as funções de todos os órgãos do corpo e reforça a saúde, destruindo os elementos heterogéneos ou nocivos e causadores de doenças. Também renova a energia.

Doença ocular

O sumo de groselha indiana com mel é útil na preservação da visão. É benéfico no tratamento da conjuntivite e do glaucoma. Reduz a tensão intracular de uma forma notável. O sumo misturado com mel pode ser tomado duas vezes por dia para esta condição.

Escorbuto

Sendo uma fonte extremamente rica de vitamina C, a groselha indiana é um dos melhores remédios para o escorbuto. O pó da erva seca, misturado com uma quantidade igual de açúcar, pode ser tomado em doses de 1 colher de chá, três vezes por dia, com leite.

Envelhecimento

A groselha indiana tem efeitos revitalizantes, uma vez que contém um elemento muito valioso para prevenir o envelhecimento e manter a força na velhice, melhorando a resistência do corpo e protegendo-o contra infecções. Fortalece o coração, o cabelo e diferentes glândulas do corpo.

Amla/trata a hipertensão

O amla é rico em vitamina C e ajuda a controlar a tensão arterial. Pode ser consumida como amla choorna (pó) ou sob a forma de comprimidos ou decocção de triphala. Triphala, uma combinação de amla e duas outras ervas, é um excelente medicamento para a tensão arterial elevada.

Cura natural para a anemia

O Amla é rico em vitamina C ou ácido ascórbico, um ingrediente essencial que ajuda na absorção do ferro. Os suplementos de Amla podem ser muito benéficos para os pacientes que sofrem de anemia por deficiência de ferro.[36]

Anti-oxidante

A natureza dotou-nos de mecanismos anti-oxidantes defensivos - superóxido dismutase (SOD), catalase (CAT), glutatião (GSH), GSH peroxidases, redutase, vitamina E (tocoferóis e tocotrienóis), vitamina C, etc., juntamente com vários componentes alimentares. Um maior consumo de componentes/nutrientes com capacidades anti-oxidantes tem sido associado a uma menor frequência de numerosas morbilidades ou mortalidades humanas, de acordo com muitos estudos epidemiológicos. A investigação em curso tem revelado diversas aplicações potenciais de manipulações anti-oxidantes/radicais livres na prevenção ou controlo de doenças. Sabe-se que os produtos naturais de componentes dietéticos, como as especiarias indianas e as plantas medicinais, possuem atividade antioxidante. O estudo de Poltanov *et al.* investigou a química e as propriedades antioxidantes dos extractos de frutos de *E. officinalis*. Os extractos produziram respostas positivas nos ensaios de fenóis totais, flavonóides totais e taninos totais.[32]

Excelente fonte de vitamina C

O amla é a forma mais concentrada de Vitamina C encontrada no reino vegetal, e quando se utiliza o fruto inteiro em vez de um ingrediente ativo, a Vitamina C é facilmente assimilada pelo corpo humano (Nisha et al., 2004). [37] A vitamina C no fruto da amla está ligada a taninos que a protegem de ser destruída pelo calor ou pela luz.

Melhora a absorção dos alimentos

O uso regular de Amla-Berry pode fortalecer a digestão, a absorção e a assimilação dos alimentos. As pessoas que a tomam notam que apreciam melhor o sabor dos alimentos. Aumenta os treze fogos digestivos (Agni). Mas actua de forma mais lenta e suave do que o gengibre ou outras ervas que melhoram a digestão, pelo que pode ser tomado por pessoas com muito Pitta sem receio de criar excesso de ácido estomacal. Além disso, melhora a assimilação do ferro para um sangue saudável. [35]

Equilibra os ácidos gástricos

Melhora a digestão mas não aquece o corpo, a Amla- Berry é ideal para acalmar a hiperacidez ligeira a moderada e outros problemas digestivos relacionados com Pitta.[35]

Nutre o cérebro e o funcionamento mental

A Amla-Berry é boa para o cérebro. É um nutriente medhya para a mente e melhora a coordenação entre dhi (aquisição), dhriti (retenção) e smriti (recordação). Ajuda a aguçar o intelecto e o funcionamento mental. Apoia o sistema nervoso e reforça os sentidos (Reddy et al, 2011; Vasudevan et al., 2007). [38,39]

Ajuda o sistema urinário

Como melhora todos os treze agnis (fogos digestivos) e apoia Apana Vata, a Amla-Berry apoia especialmente o sistema urinário e pode ser útil se tiver uma ligeira sensação de ardor ao urinar. Apoia a ação diurética natural, mas não força a água do corpo como os comprimidos diuréticos. Por outras palavras, ajuda a eliminar os resíduos do corpo, mas não estimula excessivamente o sistema urinário.

Bom para a pele

Como a Amla-Berry fortalece a digestão, ajuda o fígado a desintoxicar-se e é rica em vitamina C e outros minerais, é muito boa para a tez. A Amla-Berry hidrata a pele, limpa os tecidos de toxinas e apoia a imunidade da pele contra infecções bacterianas. Ajuda a melhorar o brilho e a luminosidade.[35]

Promove um cabelo mais saudável

A baga de Amla aumenta a absorção de cálcio, criando assim ossos, dentes, unhas e cabelo mais saudáveis. Também ajuda a manter a cor do cabelo jovem e retarda o envelhecimento prematuro, além de apoiar a força dos folículos capilares, para que haja menos desbaste com a idade. Os frutos esmagados têm um bom efeito no crescimento do cabelo e previnem o seu envelhecimento.

Actua como refrigerante corporal

Embora a Amla-Berry seja boa para todos os doshas e estações, é especialmente eficaz na estação quente para arrefecer o Pitta dosha. É um rasayana especialmente bom para pessoas com tipos de corpo Pitta e Vata. Na medicina tibetana, o fruto foi descrito como tendo um sabor azedo com potência refrescante.

Diarreia

É utilizada medicinalmente para o tratamento da diarreia. Como decocção do fruto, é misturado com leite azedo e administrado pelos nativos em casos de disenteria. A casca tem a mesma adstringência do fruto. A decocção e a evaporação da solução da raiz produzem um extrato adstringente igual ao catechu. Uma infusão das folhas com sementes de feno-grego é administrada em caso de diarreia crónica.[35]

Implicações dentárias

Problemas dentários

As raízes de *Emblica officinalis* (10 g) são moídas e tomadas duas vezes por dia, durante um dia, apenas após a ingestão de alimentos. Alternativamente, as folhas de *Emblica officinalis* são espremidas e o sumo é extraído. Este sumo é colocado no ouvido (algumas gotas) para obter alívio da dor de dentes. Uma última alternativa é moer o nó de uma *Emblica officinalis* e misturá-lo com água. Depois de agitar vigorosamente, filtra-se através de um pano. Esta água é colocada gota a gota no ouvido direito se os dentes do lado esquerdo estiverem a doer e *vice-versa*. O remédio é continuado durante três dias.[40]

Úlceras na boca

A decocção das folhas é utilizada como elixir bucal bactericida sem produtos químicos. A casca da raiz misturada com mel é aplicada a inflamações da boca e uma decocção das folhas também é útil como colutório no tratamento de aftas. Outro remédio sugere que a casca da raiz esfregada com mel é utilizada na estomatite aftosa (uma inflamação da boca). [40]

Conclusão

O amla é uma das fontes naturais mais ricas em vitamina C. É um ingrediente de muitos medicamentos e tónicos ayurvédicos, pois elimina a salivação excessiva, as náuseas, os vómitos e o calor interno do corpo. Devido ao seu efeito refrescante. Foram efectuadas investigações com o amla para avaliar o seu papel como antioxidante, na prevenção de úlceras, para pessoas com diabetes, para efeitos mentais e de memória, e os seus benefícios anti-inflamatórios. O tónico de amla tem uma função hematínica e lipolítica útil no escorbuto, previne a indigestão e controla a acidez, além de ser uma fonte natural de anti-envelhecimento.

Bérberis

Nome da planta medicinal: *Berberis Vulgaris*

Família: Berberidaceae

Nome comum: Bérberis.

A planta prefere solos ligeiros (arenosos), médios (argilosos) e pesados (argilosos) e pode desenvolver-se em solos argilosos pesados e nutricionalmente pobres. A planta prefere solos ácidos, mas também pode crescer em solos neutros e básicos (alcalinos). Pode crescer à meia sombra (bosque ligeiro) ou sem sombra. Requer solo seco ou húmido. É um arbusto espinhoso, de folha caduca, que cresce até 3 metros de altura, comum na maioria das zonas da Europa Central e do Sul e nas regiões do Nordeste dos Estados Unidos. Está geralmente distribuída pela maior parte da Europa, Norte de África e Ásia temperada.

Berberis é o nome árabe do fruto que significa uma concha e muitos autores acreditam que o nome deriva desta palavra porque as folhas são brilhantes como o interior de uma concha de ostra. O nome bérberis parece ter sido aplicado pela primeira vez a este fruto por Averróis (um escritor árabe sobre medicamentos) não é apenas um alimento, um aditivo alimentar, uma erva, mas também um remédio homeopático para inúmeras doenças. A bérberis tornou-se impopular entre os agricultores quando se descobriu que era uma planta hospedeira do fungo da ferrugem do trigo que dizimou as culturas no século XIX.[41]

Antecedentes históricos

A bérberis tem uma longa história de utilização no herbalismo tradicional oriental e ocidental. No antigo Egito, o fruto da bérberis era utilizado com sementes de funcho para afastar febres pestilentas. Os médicos ayurvédicos indianos utilizavam a bérberis no tratamento da disenteria e a medicina tradicional iraniana utiliza o fruto como sedativo. No norte da Europa, a bérberis era utilizada para tratar problemas da vesícula biliar e do fígado, enquanto na Rússia e na Bulgária era utilizada no tratamento de hemorragias uterinas anormais e de reumatismo. Os índios americanos consideravam-na útil para melhorar o apetite e utilizavam os frutos secos como gargarejo.[3]

Componentes

As Berberis spp. são ricas em alcalóides isoquinolínicos; os de B. vulgaris incluem berberina, berbamina, oxacantina, jatrorrhizina, columbamina, palmatina, isotetrandina (éter metílico de berbamina), bervulcina e

magnoflorina; os de B. aquifolium incluem aromolina, obamegina, oxiberberina, berbamina e oxacantina.
A berberina e outros alcalóides de Berberis foram considerados tóxicos para as plântulas de rosa de cão e castanha da Índia, causando atrofia.[42]
Compostos isolados de berberis vulgaris [41]

Composto	Natureza
Aromolme	alcaloide
Berbamina	alcaloide
Berbamunine	alcaloide
Berberina	Alcaloide
Berlambme	Alcaloide
Bervulcina	Alcaloide
Ácido clorogénico	Fenol ácido
Columbamme	Alcaloide
Hydroxycanthine	Alcaloide
Isocory dine	Alcaloide
Jatrorrhizina	Alcaloide
Lambertme	Alcaloide
Magmflorme	Alcaloide
Magnoflonne	Alcaloide
Oxyberberine	Alcaloide

Oxycantlnne	Alcaloide
Palmatina	Alcaloide
Antocianina	Pigmento
Quercentina	Flavonóides
Rutina	Flavonóides
(-J-tejedine	Alcaloide
Yatrorizina	Alcaloide

Comercial Disponível como

A bérberis (B. vulgaris) está disponível em

Bruto [42]

Forma de extrato.[42]

Gel[41]

Mecanismo de ação

As acções farmacológicas da berberina incluem a inibição do metabolismo de certos organismos, a inibição da formação de enterotoxinas bacterianas, a inibição da acumulação de fluidos intestinais e da secreção de iões, a inibição da contração do músculo liso, a redução da inflamação, a inibição da agregação plaquetária, a elevação da contagem de plaquetas em certos tipos de trombocitopenia, a estimulação da secreção de bílis e bilirrubina e a inibição de taquiarritmias ventriculares.[43]

Estudos in vitro utilizando linhas celulares humanas demonstram que a berberina inibe a proteína activadora 1 (AP-1), um fator de transcrição chave na inflamação e na carcinogénese.[44] Num outro estudo realizado com linfócitos periféricos humanos, a berberina exerceu um efeito inibidor significativo na transformação dos linfócitos; os autores concluíram que a ação anti-inflamatória da berberina poderia dever-se à inibição da síntese de ADN nos linfócitos activados.[45] Um terceiro estudo observou que, durante a ativação das plaquetas em resposta a uma lesão tecidular, a berberina tinha um efeito direto em vários aspectos do processo inflamatório, que incluem a inibição dependente da dose da libertação de ácido araquidónico dos fosfolípidos da membrana celular, a inibição do tromboxano A2 das plaquetas,[46] e a inibição da formação de trombos.[47]

A berberina demonstrou uma série de outros efeitos benéficos, incluindo a imunoestimulação através do aumento do fluxo sanguíneo para o baço, a ativação de macrófagos, a elevação da contagem de plaquetas em casos de trombocitopenia primária e secundária e o aumento da excreção de bilirrubina conjugada na hiperbilirrubinemia experimental.[43] Além disso, a berberina pode possuir propriedades antitumorais, tal como evidenciado pela inibição da transcrição da COX-2 (ciclo-oxigenase) e da atividade da N-acetiltransferase em linhas celulares de cancro do cólon e da bexiga,[48,49] e por uma ação inibidora transitória, mas marcada, sobre o crescimento de células de sarcoma de rato em cultura.[47]

Implicações médicas

Infecções do Tracoma Ocular

Foi realizado um estudo clínico de berberina aquosa versus sulfacetamida para o tratamento da infeção por *Chlamydia trachomatis* em 51 indivíduos numa clínica oftalmológica ambulatória. Foi determinado que, embora o colírio de sulfacetamida produzisse resultados clínicos ligeiramente melhores, as raspagens conjuntivais destes pacientes permaneceram positivas para o agente infecioso e ocorreram recaídas. Em contrapartida, as raspagens conjuntivais dos doentes que receberam os colírios de cloreto de berberina foram negativas para *C. trachomatis* e não se registaram recaídas, mesmo um ano após o tratamento. Concluiu-se também que, embora o cloreto de berberina não tivesse propriedades anticlamídias diretas, parecia curar a infeção estimulando um mecanismo de proteção no hospedeiro. Um segundo estudo clínico concluiu que o cloreto de berberina era superior à sulfacetamida, tanto na evolução clínica do tracoma como na diminuição dos títulos de anticorpos séricos contra a *C. trachomatis*. [50]

Atividade antidiarreica

A diarreia causada por Vibrio cholera e E. coli tem sido objeto de numerosos estudos sobre a berberina e os resultados indicam vários mecanismos que podem explicar a sua capacidade de inibir a diarreia bacteriana. Verificou-se que a berberina reduz a secreção intestinal de água e electrólitos induzida pela toxina da cólera. Outros estudos demonstraram que a berberina inibe diretamente algumas enterotoxinas de V. cholera e E. coli de forma significativa, reduz a contração do músculo liso, a motilidade intestinal e atrasa o tempo de trânsito intestinal nos seres humanos. Um estudo in vitro indica que o sulfato de berberina inibe a aderência bacteriana às superfícies mucosas ou epiteliais, que é o primeiro passo no processo infecioso. Este facto pode dever-se ao efeito inibidor da berberina na formação de estruturas fimbriais na superfície das bactérias. Um outro estudo realizado em ratos mostrou que a berberina tem alguma atividade contra a E. histolytica, o que a torna útil contra as afecções biliosas. [51]

Efeitos Anti-arrítmicos, Anti-hipertensivos e Cardiovasculares do Extrato de Frutos de Bérberis

O fruto de Berberis vulgaris (bérberis) é conhecido pelos seus efeitos antiarrítmicos e sedativos na medicina tradicional iraniana. O extrato aquoso de bérberis tem efeitos benéficos no sistema cardiovascular e neural, sugerindo uma utilização potencial no tratamento da hipertensão, taquicardia e algumas perturbações neuronais, como a epilepsia e a convulsão. Num estudo para avaliar os efeitos cardiovasculares do extrato do fruto *de Berberis vulgaris*, verificou-se que tem um efeito hipotensor potente e que é um abridor dos canais de potássio activados pela despolarização da membrana celular. Existem provas experimentais de efeitos sedativos do extrato do fruto *de Berberis vulgaris*.

Foi demonstrado que a berbamina previne igualmente a fibrilhação ventricular, provavelmente através da inibição da sobrecarga de sódio e de cálcio. O aumento das correntes de potássio provocado pelo extrato pode contribuir para os seus efeitos vasodilatadores e antiarrítmicos. Existem provas da presença de compostos fenólicos na bérberis. Foi demonstrado que os compostos fenólicos aumentam a atividade dos canais de potássio. A vasorelaxação induzida por alguns compostos polifenólicos foi inibida por bloqueadores dos canais de potássio. [41]

Atividade anti-inflamatória

A inflamação é causada pelas prostaglandinas (PGs), em que a COX-2 desempenha um papel fundamental na sua síntese. Num estudo in vivo e in vitro realizado em ratos Wistar, a berberina mostrou efeitos anti-inflamatórios positivos. Neste estudo, um tratamento de 12 horas com berberina em concentrações de 1, 10 e 100 mM em células da linha celular de cancro oral OC2 e KB mostrou uma redução da produção de prostaglandina E2 (PGE2) de forma dependente da dose com ou sem indução de 12-O-tetradecanoilforbol-13-acetato (TPA) (10 nM). Este efeito induzido pela berberina ocorreu rapidamente após 3 h, em resultado da redução da proteína COX-2, mas não da atividade enzimática. Estes efeitos anti-inflamatórios in vitro estavam de acordo com os resultados in vivo em que o pré-tratamento com berberina de ratos Wistar inibiu a produção de exsudados e PGE-2 na bolsa de ar induzida por carragenina. Finalmente, os autores concluíram que a berberina exibe o seu efeito anti-inflamatório através da redução da proteína COX-2, mas não através da inibição da atividade enzimática. [51]

Agente anti-cancerígeno

A Berberis vulgaris pode também atuar como agente anticancerígeno. A investigação a este respeito ainda está em curso. Os estudos que se seguem foram efectuados a este respeito e indicam claramente que a bérberis vulgaris pode atuar como agente anticancerígeno.

O rizoma de Coptidis, que contém berberina em abundância, inibiu a proliferação de células cancerosas do esófago. A berberina inibe a atividade transcricional da ciclo-oxigenase 2 nas células cancerosas do cólon humano e estudos preliminares mostraram que o sulfato de berberina inibe a atividade promotora de tumores da teleocidina na carcinogénese química em duas fases na pele do rato. A berberina inibe também a topoisomerase I e II do ADN no sistema bioquímico e, de facto, várias classes de compostos que inibem a topoisomerase I ou II eucariótica têm atividade antitumoral.

Foi demonstrado que a berberina possui propriedades anti-inflamatórias e antitumorais em alguns sistemas *in vitro*. O tratamento *in vitro* de células de cancro da próstata insensíveis aos androgénios (DU145 e PC-3) e sensíveis aos androgénios (LNCaP) com berberina inibiu a proliferação celular e induziu a morte celular de uma forma dependente da dose (10-100 p.mol/L) e do tempo (24-72 horas). O tratamento de células epiteliais da próstata humana não neoplásicas (PWR-1E) com berberina em condições idênticas não afectou significativamente a sua viabilidade. A eficácia da berberina na verificação do crescimento de células cancerosas da próstata insensíveis e sensíveis aos androgénios, sem afetar o crescimento de células epiteliais normais da próstata, indica que pode ser um candidato promissor para a terapia do cancro da próstata.[41]

Implicações dentárias

A casca e o caule da raiz de bérberis também foram recomendados para o tratamento de cáries como componente de colutório utilizado na prevenção de cáries. Estudos bioquímicos mostraram que os constituintes desta planta incluem alcalóides de isoquinolina, compostos fenólicos e triterpenóides.[52] Alcalóides como a berberina foram mais eficazes contra bactérias dentárias como *A. actinomycetemcomitans* e *P. gingivalis* do que contra lactobacilos e estreptococos. A berberina inibiu igualmente a atividade da colagenase de *A. actinomycetemcomitans* e de *P. gingivalis*, dois grandes agentes patogénicos periodontais. [2]

Vários estudos demonstraram um aumento das taxas de prevalência da gengivite a nível mundial, especialmente nos países em desenvolvimento. Por exemplo, apenas 11,3% dos iranianos com idades compreendidas entre os 15 e os 19 anos apresentavam tecidos periodontais saudáveis, 12% tinham hemorragia à sondagem, 46% apresentavam cálculo gengival, 30,4% tinham bolsas pouco profundas e 0,3% tinham bolsas profundas nos sextantes maxilares.[53]

Makarem et al[54] preparação de gel dentário contendo berberina reduziu as placas dentárias em 56%.

Interações possíveis

Um estudo em dupla ocultação concluiu que a administração de 100 mg de berberina ao mesmo tempo que 500 mg de tetraciclina quatro vezes por dia levou a uma redução da eficácia da tetraciclina em pessoas com cólera. Neste estudo, a berberina pode ter diminuído a absorção da tetraciclina. Outro ensaio em dupla ocultação não concluiu que a berberina interferisse com a tetraciclina em doentes com cólera. Até que mais estudos sejam concluídos para esclarecer esta questão, as ervas que contêm berberina não devem ser tomadas simultaneamente com a tetraciclina. [41]

Efeitos secundários e toxicidade

A berberina não é considerada tóxica nas doses utilizadas em situações clínicas, nem demonstrou ser citotóxica ou mutagénica. Os efeitos secundários podem resultar de doses elevadas e podem incluir desconforto gastrointestinal, dispneia, diminuição da tensão arterial, sintomas semelhantes aos da gripe e lesões cardíacas.

Dosagem

A dose terapêutica para a maioria das situações clínicas é de 200 mg por via oral, duas a quatro vezes por dia.[41]

Advertências e contra-indicações

A utilização de berberina deve ser evitada na gravidez, devido ao potencial para provocar contracções uterinas e aborto espontâneo, e em recém-nascidos com iterícia devido às suas propriedades de deslocação da bilirrubina.[47]

Conclusão

A principal crítica à investigação sobre a bérberis até à data é a falta de ensaios clínicos em dupla ocultação e controlados por placebo em seres humanos, considerados o padrão de ouro para a confirmação dos efeitos de um medicamento. Apesar da extensa história de utilização tradicional da planta e de um conjunto significativo de investigação em animais e em tubos de ensaio, até que essas descobertas sejam corroboradas clinicamente, a bérberis provavelmente não será reconhecida pelos médicos convencionais. Entretanto, os curandeiros tradicionais usam-na com confiança, confiando no longo e aparentemente bem sucedido registo histórico da erva.

Capítulo 3

Camomila

Nome da planta medicinal: *Matricaria chamomilla,Chamaemelum nobile*
Família: Compositae (Asteraceae)
Nome comum: Camomila [55]

Existem duas ervas vulgarmente designadas por camomila: A camomila romana (comum) e a camomila alemã (camomila húngara, camomila selvagem, erva-de-são-joão perfumada). A camomila romana (*Chamaemelum nobile, Anthemis nobilis*) é originária das regiões sudoeste e noroeste da Europa (Espanha, França, Inglaterra) e encontra-se dispersa pelo Mediterrâneo oriental, pelos Balcãs e pela Crimeia. A camomila alemã (*Matricaria recutita, Chamomilla recutita*) é originária do sudeste e do sul da Europa.[56] Também é cultivada na Alemanha, Hungria, França, Rússia, Jugoslávia e Brasil. Foi introduzida na Índia durante o período Mughal, sendo atualmente cultivada em Punjab, Uttar Pradesh, Maharashtra e Jammu e Caxemira.[57] É uma das ervas medicinais mais comummente distribuídas em todo o mundo, exceto nas regiões tropicais e árcticas. Ambas as camomilas são utilizadas na fitoterapia e na medicina tradicional; no entanto, a camomila alemã é mais frequentemente preferida para uso medicinal. Além disso, o extrato de camomila e os óleos essenciais são frequentemente utilizados como componentes em vários produtos cosméticos e de higiene.[56]

A Chamomilla recutita é uma erva anual com raízes curtas mas muito espalhadas. O seu tamanho varia (de pequeno a dois pés) consoante o local e o solo. As folhas são finamente divididas: as inferiores crescem em três, as intermédias são emparelhadas e as superiores são pinadas. As flores, ligeiramente perfumadas, estão dispostas em cabeças de flores, que são convexas quando florescem pela primeira vez e que depois adquirem uma forma cónica. A cabeça é rodeada por 12-18 florzinhas brancas em forma de língua e por florzinhas em forma de disco. As flores são colhidas de maio a julho.[56]

A camomila romana é uma erva perene muito aromática e é mais robusta do que a Chamomilla recutita. As flores são hemisféricas e densamente rodeadas de florzinhas brancas prateadas. É uma planta de crescimento baixo, com menos de 10 centímetros de altura. Os caules peludos e ramificados estão cobertos de folhas divididas em segmentos filiformes. Esta finura confere à planta um aspeto plumoso. [56]

Antecedentes históricos

Na Índia, a planta era cultivada em Lucknow há cerca de 200 anos, tendo sido introduzida em Punjab há cerca de 300 anos, durante o período Mughal. Foi introduzida em Jammu em 1957. A planta foi introduzida pela primeira vez nos solos alcalinos de Lucknow em 1964-1965. Atualmente, na Índia, não existe procura de óleo azul enquanto tal.

A camomila tem sido utilizada em remédios à base de plantas há milhares de anos, sendo conhecida no antigo Egito, Grécia e Roma. Esta erva foi considerada pelos anglo-saxões como uma das 9 ervas sagradas dadas aos humanos pelo Senhor. O medicamento camomila está incluído na farmacopeia de 26 países. É um ingrediente de várias preparações medicinais tradicionais, unani e homeopatia. Como medicamento, é utilizada para flatulência, cólicas, histeria e febre intermitente.[57]

Vários médicos da antiguidade dos séculos XVI e XVII referem que a camomila era utilizada nessa altura em febres intermitentes.[57] Gould et al. avaliaram os efeitos hemodinâmicos do chá de camomila em pacientes com doenças cardíacas.[58] Verificou-se que, em geral, os pacientes caíam num sono profundo após a ingestão da bebida. A infusão preparada a partir da camomila exerceu uma ação estimulante marcada sobre a função secretora do fígado. Toxicidade do extrato de acetona de *M.chamomilla* contra larvas de *Gulex pipens L.* As outras propriedades farmacológicas incluem atividade anti-inflamatória, anti-séptica, carminativa, cicatrizante, sedativa e espasmolítica. No entanto, a camomila exibiu atividade bactericida positiva e negativa com *Mycobacterium tuberculosis, Salmonella typhimurium e Staphylococcus aureus.*[57]

Componentes

Foram identificados mais de 120 constituintes nas flores de camomila. Aminoácidos, polissacáridos e ácidos gordos estão presentes na mucilagem, que constitui aproximadamente 10% da cabeça da flor. O rendimento do óleo volátil ou essencial das flores é de 0,4-2,0%. Os principais constituintes do óleo incluem os terpenóides a- bisabolol e os seus óxidos (<78%) e azulenos, incluindo o chamazuleno (1-15%) (Matos *et al.*, 1993; Mimica-Dukic *et al.*, 1993)[59,60] . O chamazuleno é um componente artificial, formado a altas temperaturas e/ou em condições ácidas a partir da matricina (prochamazuleno), que está presente nas cabeças das flores frescas. A formação de chamzuleno pode ser minimizada com a extração de CO2. O farneseno (12-28%), o espatulenol e os espiroéteres, incluindo os *cis/trans-en-yn-dicicloéteres* (8-20%), também estão presentes no óleo volátil (Lis-Balchin *et al.*, 1998; Maday *et al.*, 1999)[61,62] . Os chás fabricados a partir da camomila contêm 10-15% do óleo essencial disponível na flor. As diferenças qualitativas e quantitativas no óleo essencial de camomila não são marcadamente afectadas pelas condições de cultivo (por exemplo, taxa de fertilizantes, irrigação, aplicação de pesticidas), mas podem variar significativamente entre regiões de cultivo, em populações de plantas cultivadas e selvagens, e com diferentes condições de processamento. Foram identificados vários flavonóides e outros compostos fenólicos em várias partes da cabeça da flor de camomila, ou seja, flores liguladas, flores tubulares e receptáculos. A apigenina (16,8%), a quercetina (9,9%), a patuletina (6,5%), a luteolina (1,9%) e os seus glucósidos são os principais flavonóides presentes na totalidade da flor, embora as suas concentrações relativas variem nas diferentes partes da flor.[63]

Comercialmente disponível como

Sabonetes
Detergente
Perfumes[64]
Cremes cosméticos
Preparações capilares
Loções para a pele
Pastas de dentes
Licores finos
Chá de ervas
Óleo de massagem para bebés [57]
Elixir bucal [65]

Implicações medicinais e dentárias

Propriedades anti-inflamatórias e antiflogísticas

As flores da camomila contêm 1-2% de óleos voláteis, incluindo alfa-bisabolol, óxidos de alfa-bisabolol A e B e matricina (normalmente convertida em chamazuleno e outros flavonóides que possuem propriedades anti-inflamatórias e antiflogísticas)[66,67] . Um estudo efectuado em voluntários humanos demonstrou que os flavonóides e os óleos essenciais da camomila penetram abaixo da superfície da pele, nas camadas mais profundas da mesma. Este facto é importante para a sua utilização como agentes antiflogísticos (anti-inflamatórios) tópicos. Uma das actividades anti-inflamatórias da camomila envolve a inibição da libertação de prostaglandina E(2) induzida por LPS e a atenuação da atividade da enzima ciclo-oxigenase (COX-2) sem afetar a forma constitutiva, COX-1.[55]

Atividade anticancerígena

A maioria das avaliações da inibição do crescimento tumoral pela camomila envolve estudos com a apigenina, que é um dos constituintes bioactivos da camomila. Estudos em modelos pré-clínicos de cancro da pele, da próstata, da mama e dos ovários revelaram efeitos promissores de inibição do crescimento.[55] Num estudo recentemente realizado, os extractos de camomila mostraram causar efeitos inibidores mínimos do crescimento em células normais, mas mostraram reduções significativas na viabilidade celular em várias linhas celulares de cancro humano. A exposição à camomila induziu a apoptose nas células cancerosas, mas não nas células normais em doses semelhantes.[68] A eficácia do novo agente TBS-101, uma mistura de sete extractos botânicos normalizados, incluindo camomila, foi recentemente testada. Os resultados confirmam que tem um bom perfil de segurança com actividades anticancerígenas significativas contra as células PC-3 do cancro da próstata humano refratário aos androgénios, tanto *in vitro* como *in vivo.*

Constipação comum

A constipação comum (nasofaringite viral aguda) é a doença humana mais comum. Trata-se de uma doença infecciosa viral ligeira do sistema respiratório superior. Normalmente, a constipação comum não representa um risco de vida, embora as suas complicações (como a pneumonia) possam levar à morte, se não forem devidamente tratadas. Estudos indicam que a inalação de vapor com extrato de camomila tem sido útil nos sintomas da constipação comum; no entanto, é necessária mais investigação para confirmar estes resultados.[55]

Doenças cardiovasculares

Foi sugerido que o consumo regular de flavonóides na alimentação pode reduzir o risco de morte por doença coronária em homens idosos. Um estudo avaliou o consumo de flavonóides de 805 homens com idades compreendidas entre os 65 e os 84 anos, que foram seguidos durante 5 anos. A ingestão de flavonóides (analisada em tercis) foi significativamente associada de forma inversa à mortalidade por doença coronária e mostrou uma relação inversa com a incidência de enfarte do miocárdio. Noutro estudo[58] , em doze doentes com doença cardíaca submetidos a cateterismo cardíaco, as medições hemodinâmicas obtidas antes e 30 minutos após a ingestão oral de chá de camomila revelaram um pequeno mas significativo aumento da pressão média da artéria braquial. Não foram observadas outras alterações hemodinâmicas significativas após o consumo da camomila. Dez dos doze pacientes caíram num sono profundo logo após o consumo da bebida. É necessário um grande ensaio aleatório controlado e bem concebido para avaliar o valor potencial da camomila na melhoria da saúde cardíaca. [55]

Cólicas/Diarreias

Um extrato de pectina de maçã e camomila pode ajudar a encurtar o curso da diarreia nas crianças, bem como a aliviar os sintomas associados à doença[58] . Dois ensaios clínicos avaliaram a eficácia da camomila no tratamento de cólicas em crianças. O chá de camomila foi combinado com outras ervas (camomila alemã, verbena, alcaçuz, funcho, hortelã bálsamo) para administração. Num estudo prospetivo, aleatório, em dupla ocultação e controlado por placebo, 68 bebés saudáveis de termo que tinham cólicas (2 a 8 semanas de idade) receberam chá de ervas ou placebo (glucose, aromatizante). Cada bebé recebeu tratamento em cada episódio de cólica, até 150 ml/dose, não mais do que três vezes por dia. Após 7 dias de tratamento, os pais referiram que o chá eliminou as cólicas em 57% dos bebés, enquanto o placebo foi útil em apenas 26% ($P<0{,}01$). Não foram observados efeitos adversos relativamente ao número de despertares noturnos em nenhum dos grupos. Outro estudo examinou os efeitos de um extrato de camomila e de uma preparação de pectina de maçã em 79 crianças (0,5-5,5 anos) com diarreia aguda não complicada que receberam a preparação de camomila/pectina (n = 39) ou um placebo (n = 40) durante 3 dias. A diarreia terminou mais cedo nas crianças tratadas com camomila e pectina (85%) do que no grupo do placebo (58%). Estes resultados provam que a camomila pode ser utilizada com segurança no tratamento das cólicas infantis.[55]

Doenças gastrointestinais

A camomila é utilizada tradicionalmente para inúmeras condições gastrointestinais, incluindo distúrbios digestivos, "espasmos" ou cólicas, dores de estômago, flatulência (gases), úlceras e irritação gastrointestinal. A camomila é especialmente útil para dissipar os gases, acalmar o estômago e relaxar os músculos que movem os alimentos através dos intestinos. O efeito protetor de uma preparação comercial (STW5, Iberogast), que contém os extractos de tufo de rebuçado amargo, folha de erva-cidreira, flor de camomila, fruto de cominho, folha de hortelã-pimenta, raiz de alcaçuz, raiz de angélica, fruto de cardo mariano e erva celidônia, contra o desenvolvimento de úlceras gástricas foi previamente relatado. Os extractos de STW5 produziram um efeito anti-ulcerogénico dependente da dose associado a uma produção reduzida de ácido, um aumento da secreção de mucina, um aumento da libertação de prostaglandina E e uma diminuição dos leucotrienos. Os resultados obtidos demonstraram que o STW5 não só reduziu a acidez gástrica tão eficazmente como um antiácido comercial, mas foi mais eficaz na inibição da hiperacidez secundária.

Promoção da saúde

Afirma-se que o consumo de chá de camomila reforça o sistema imunitário e ajuda a combater as infecções associadas às constipações. Os benefícios da camomila para a saúde foram avaliados num estudo que envolveu catorze voluntários, cada um dos quais bebeu cinco chávenas de chá de ervas diariamente durante duas semanas consecutivas. Ao longo do estudo, foram recolhidas e analisadas amostras diárias de urina, antes e depois de beber chá de camomila. O consumo de camomila foi associado a um aumento significativo dos níveis urinários de hipurato e glicina, que foram associados a uma maior atividade antibacteriana. Num outro estudo, a camomila aliviou os sintomas de hipertensão e diminuiu significativamente a pressão arterial sistólica, aumentando o débito urinário. São necessários estudos adicionais antes de se poder estabelecer uma ligação mais definitiva entre a camomila e os seus alegados benefícios para a saúde.

Osteoporose

A osteoporose é uma doença óssea metabólica que resulta de uma massa óssea reduzida (osteopénia) devido a uma reabsorção óssea excessiva. Os doentes são propensos a fracturas ósseas devido a traumatismos relativamente pequenos. Os agentes que incluem moduladores selectivos dos receptores de estrogénio ou SERMs, bifosfonatos e calcitonina são frequentemente utilizados para prevenir a perda óssea. Para prevenir a perda óssea que ocorre com o aumento da idade, o extrato de camomila foi avaliado quanto à sua capacidade de estimular a diferenciação e a mineralização das células osteoblásticas. O extrato de camomila demonstrou estimular a diferenciação das células osteoblásticas e exibir um efeito anti-estrogénico, sugerindo um mecanismo relacionado com o recetor de estrogénio. No entanto, são necessários mais estudos antes de poder ser considerado para utilização clínica. [55]

Ajuda para dormir/sedação

Tradicionalmente, as preparações de camomila, como o chá e a aromaterapia com óleos essenciais, têm sido utilizadas para tratar a insónia e para induzir a sedação (efeitos calmantes). A camomila é amplamente considerada como um tranquilizante suave e indutor do sono. Os efeitos sedativos podem ser devidos ao flavonoide apigenina, que se liga aos receptores de benzodiazepinas no cérebro. Estudos em modelos pré-clínicos demonstraram efeitos anticonvulsivos e depressores do SNC, respetivamente. Os ensaios clínicos são notáveis pela sua ausência, embora tenha sido relatado que dez doentes cardíacos caíram imediatamente num sono profundo que durou 90 minutos depois de beberem chá de camomila[58] . Os extractos de camomila apresentam uma atividade hipnótica semelhante à das benzodiazepinas. Num outro estudo, a inalação de vapor de óleo de camomila reduziu o aumento dos níveis plasmáticos da hormona adrenocorticotrópica (ACTH) induzido pelo stress. O diazepam, co-administrado com o vapor de óleo de camomila, reduziu ainda mais os níveis de ACTH, enquanto o flumazenil, um antagonista da BDZ, bloqueou o efeito do vapor de óleo de camomila sobre a ACTH.[55] Segundo Paladini *et al.*[69] , o índice de separação (relação entre a dose ansiolítica máxima e a dose sedativa mínima) para o diazepam é 3, enquanto para a apigenina é 10. Os compostos, para além da apigenina, presentes nos extractos de camomila podem também ligar-se aos receptores BDZ e GABA no cérebro e podem ser responsáveis por algum efeito sedativo; no entanto, muitos destes compostos ainda não foram identificados.

Ansiedade e convulsões

A camomila tem sido referida no tratamento da perturbação de ansiedade generalizada (GAD). Mas os relatórios parecem contraditórios, uma vez que um relatório anterior sugere que a camomila alemã mostrou uma inibição significativa da atividade da GAD. Os resultados recentes do ensaio clínico controlado sobre o extrato de camomila para a DAG sugerem que pode ter uma atividade ansiolítica modesta em doentes com DAG ligeira a moderada. Os extractos de camomila (*M. recutita*) possuem efeitos adequados sobre as convulsões induzidas pela picrotoxina. Além disso, a apigenina demonstrou reduzir a latência do início das convulsões induzidas pela picrotoxina e a redução da atividade locomotora, mas não demonstrou quaisquer actividades ansiolíticas, miorrelaxantes ou anticonvulsivantes.

Doenças inflamatórias

A inflamação está associada a muitas queixas de distúrbios gastrointestinais, como o refluxo esofágico, a doença diverticular e a doença inflamatória. Estudos em modelos pré-clínicos sugerem que a camomila inibe a *Helicobacter pylori*, a bactéria que pode contribuir para as úlceras do estômago. Acredita-se que a camomila seja útil na redução dos espasmos do músculo liso associados a vários distúrbios inflamatórios gastrointestinais. A camomila é muitas vezes utilizada para tratar irritações cutâneas ligeiras, incluindo queimaduras solares, erupções cutâneas, feridas e até inflamações oculares, mas o seu valor no tratamento destas condições não foi demonstrado por investigação baseada em provas.

Cicatrização de feridas

A eficácia da utilização tópica de camomila para melhorar a cicatrização de feridas foi avaliada num ensaio em dupla ocultação em 14 doentes que foram submetidos a dermoabrasão de tatuagens. Os efeitos sobre a secagem e a epitelização foram observados, e a camomila foi considerada estatisticamente eficaz para produzir a secagem da ferida e acelerar a epitelização. Foi também avaliada a atividade antimicrobiana do extrato contra vários microrganismos. O grupo de teste, no dia 15, exibiu uma maior redução da área da ferida quando comparado com os controlos (61% versus 48%), uma epitelização mais rápida e uma força de rutura da ferida significativamente mais elevada. Além disso, o peso do tecido de granulação húmido e seco e o conteúdo de hidroxiprolina eram significativamente mais elevados. O aumento da taxa de contração da ferida, juntamente com o aumento da força de rutura da ferida, o conteúdo de hidroxiprolina e as observações histológicas, apoiam a utilização de *M. recutita* no tratamento de feridas. Estudos recentes sugerem que a camomila provocou uma cicatrização completa da ferida mais rapidamente do que os corticosteróides. No entanto, são necessários mais estudos antes de poder ser considerada para utilização clínica. [55]

Mucosite

As úlceras bucais são uma condição comum com uma variedade de etiologias. A estomatite é uma das principais toxicidades que limitam a dose dos regimes de quimioterapia à base de 5-fluorouracil (5-FU) em bolus. Foi realizado um ensaio clínico em dupla ocultação, controlado por placebo, que incluiu 164 doentes[70] . Os doentes foram incluídos no estudo na altura do seu primeiro ciclo de quimioterapia à base de 5-FU e foram selecionados aleatoriamente para receberem um elixir bucal de camomila ou placebo três vezes por dia durante 14 dias. Não houve qualquer sugestão de diferença em termos de estomatite entre os pacientes selecionados para qualquer um dos grupos do protocolo. Também não houve qualquer sugestão de toxicidade. Foram obtidos resultados semelhantes com outro ensaio prospetivo sobre a camomila nesta situação. Os dados obtidos nestes ensaios clínicos não apoiaram a hipótese pré-estudo de que a camomila poderia diminuir a estomatite induzida pelo 5-FU. Os resultados não deixam claro se a camomila é útil nesta situação.[55]

Os agentes alternativos baseados em extractos de plantas são, por conseguinte, de particular interesse. Existem algumas provas que indicam o efeito benéfico do extrato de plantas na inflamação gengival e na acumulação de placa bacteriana ou de microrganismos periodontopáticos subgengivais. A camomila alemã (CG) é conhecida como anti-inflamatória, antibacteriana e bacteriostática, promotora da cicatrização de feridas e desodorizante e tem sido utilizada em combinação com outros ingredientes à base de plantas como colutório ou dentífrico para reduzir o crescimento da placa bacteriana e melhorar a saúde gengival.[65]

Os efeitos anti-inflamatórios do extrato de camomila foram investigados em numerosos estudos e podem ser atribuídos a um componente específico do elixir bucal. O ácido salicílico sob a forma de um éster metílico proporciona um efeito anti-inflamatório no elixir bucal GC. O efeito dos elixires bucais que contêm ácido salicílico na inflamação gengival e na acumulação de placa bacteriana foi bem documentado por estudos. Os outros constituintes que se encontram no extrato de camomila de planta inteira são os flavonóides, incluindo a apigenina, o chamazuleno e o a-bisabolol. As flavonas actuam como agentes anti-inflamatórios devido à interferência com a via do ácido araquidónico. Além disso, foi afirmado que o extrato de CG promove a cicatrização de feridas, diminuindo as respostas inflamatórias e acelerando a granulação e a regeneração dos tecidos em aplicação tópica. De acordo com vários estudos que demonstraram que os extractos de plantas podem inibir a acumulação de placa bacteriana e suprimir os agentes patogénicos subgengivais. [65]

Efeitos adversos

Uma percentagem relativamente baixa de pessoas é sensível à camomila e desenvolve reacções alérgicas. As pessoas sensíveis à tasneira e aos crisântemos ou a outros membros da família Compositae são mais propensas a desenvolver alergias de contacto à camomila, especialmente se tomarem outros medicamentos que ajudem a desencadear a sensibilização.

O chá de camomila é também um remédio popular para tratar a conjuntivite e outras reacções oculares. Um estudo clínico em sete pacientes com febre dos fenos e conjuntivite mostrou que lavar o olho com chá de camomila provocava ainda mais as reacções inflamatórias. Em contrapartida, não foram observados sintomas após desafios orais com o chá. Apenas alguns casos relataram que a ingestão de chá de camomila causou uma reação anafilática. Todos os doentes sofriam de febre dos fenos e um deles tinha asma brônquica causada por uma variedade de pólenes. Num dos casos, o doente ingeriu adicionalmente aspirina, o que pode ser suspeito de ter desencadeado o choque anafilático.[56]

Recomendação de dosagem

A camomila pode ser utilizada medicinalmente de várias formas. A infusão pode ser preparada a partir de cabeças de flores frescas ou secas, normalmente 2-3 colheres de chá cheias numa chávena de água a ferver, infundida durante 10 minutos e tomada por via oral três vezes por dia. A partir da tintura, 1-4 ml podem ser diluídos numa chávena de água de nascente ou filtrada e tomados por via oral três vezes por dia. A mesma preparação pode ser usada externamente como uma fomentação. Uma infusão de 1 colher de chá de cabeças de flores pode ser dada a crianças para dores de dentes, dores de estômago, dores de ouvidos ou dores nevrálgicas. [56]

Conclusão

A camomila tem sido utilizada como medicamento à base de plantas desde os tempos antigos, continua a ser popular hoje em dia e provavelmente continuará a ser utilizada no futuro porque contém vários fitoquímicos bioactivos que podem proporcionar efeitos terapêuticos. A camomila pode ajudar a melhorar as condições cardiovasculares, estimular o sistema imunitário e proporcionar alguma proteção contra o cancro. Para determinar se os efeitos terapêuticos da camomila são ou não benéficos para os doentes, será necessário efetuar investigação e obter provas científicas. É aconselhável que a utilização discriminada e correta das preparações de camomila possa ser segura e proporcionar benefícios terapêuticos, mas a utilização indiscriminada ou incorrecta pode ser insegura e prejudicial.

Cravinho

Nome da planta medicinal: *Eugenia caryophyllus, Syzygium aromaticum*

Família: Myrtaceae

Nomes comuns: Cravinho, Carophyllus, Clovos, Caryophyllus

Nomes em línguas indianas:

Sânscrito: Bhadrasriya, Devakusuma, Devapuspa, Haricandana, Karampu, Lavanga, Lavangaka, Lavangam, Varala.

Hindi: Laung, Laumg, Lavang.

Malayalam: Grampu, Karampu, Karayampu.

Marati: Luvang

Kannada: Lavanga, Daevakusuma, Krambu

Tamil: Kirampu, Ilavankam, Kiraambu, Kirambu,Grambu.

Telgu: Devakusumamu, Lavangamu, Lavangalu, Kaaravallu

Bengali: Lavanga.

Guzerate: Lavang

Punjabi: Laung

Oriya: Labanga

Urdu: Laung, Loung [71]

O símbolo da dignidade é o que significa de facto "Clove". É uma especiaria preciosa e valiosa do mundo. É um botão de flor não aberto que cresce numa árvore. Os cravos-da-índia são os botões de flores secas aromáticas, normalmente utilizados em biryanis, pickles, saladas e garam masala. A árvore que cria este milagre da natureza é originária das Ilhas Molucas, atualmente conhecidas como a Ilha das Especiarias. É um produto comum que se encontra nas prateleiras de especiarias de todo o mundo. Os botões de cravinho possuem uma fragrância intensa e um sabor a queimado. Têm uma cor castanha profunda, um odor forte e perfumado que é quente, pungente, fortemente doce e ligeiramente adstringente. Na Índia, é utilizado em quase todos os pratos ricos em especiarias. A Indonésia utiliza metade da produção mundial de cravinho. [71]

O cravinho é originário da Indonésia e é utilizado como especiaria em praticamente toda a cozinha mundial. O nome deriva do francês clou, um prego, uma vez que os botões se assemelham vagamente à forma de pequenos pregos irregulares. O cravinho é colhido principalmente na Indonésia e em Madagáscar; também é cultivado em Zanzibar, na Índia, no Sri Lanka e nas "Ilhas das Especiarias" (Molucas, Indonésia, conhecidas como Ilhas Bandas). O cravinho pode ser utilizado na cozinha, inteiro ou moído, mas como é extremamente forte, é utilizado com moderação. A especiaria é utilizada em toda a Europa e Ásia e é fumada em cigarros (também conhecidos como kreteks) na Indonésia e em cafés ocasionais no Ocidente, misturada com marijuana para criar marijuana spliffs.

O cravo-da-índia é uma árvore perene que atinge uma altura de 10-20 m, com grandes folhas ovais e flores carmesim em numerosos grupos de cachos terminais. Os botões florais são inicialmente de cor pálida, tornando-se gradualmente verdes, após o que se transformam num vermelho vivo, quando estão prontos para a colheita. Os cravos-da-índia são colhidos quando têm 1,5-2 cm de comprimento e são constituídos por um cálice comprido, terminando em quatro sépalas que se espalham, e quatro pétalas não abertas que formam uma pequena bola no centro (Kim et al. 1998).[72]

Antecedentes históricos

O cravinho é uma das especiarias mais antigas e valiosas do Oriente, tendo a sua origem no século I, antes de Cristo. A antiga dinastia chinesa Han, que durou de 207 a.C. a 220 d.C., dá-nos a nossa primeira pista sobre a utilização do cravinho perfumado. Um médico chinês dessa época escreveu que os visitantes da corte do imperador eram obrigados a segurar o cravinho na boca. Isto era feito para salvar o governante do mau hálito dos visitantes. A utilização do cravinho como especiaria chegou à Europa por volta do século IV d.C., quando o comércio começou realmente com os árabes, que, por sua vez, adquiriram estes botões secos e perfumados das culturas orientais da Ásia. A sua origem e o seu local de origem estavam envoltos em mistério até os portugueses descobrirem as ilhas Molucas ou a Indonésia no século XVI. As ilhas de Zanzibar, que pertencem à atual Tanzânia, na África Oriental, têm sido um grande produtor de cravinho durante muitas décadas. Esta planta exportada cresce tão bem em Zanzibar que a designação dada à ilha de Zanzibar é "Ilha do Cravinho". O cravinho foi estabelecido no Sri Lanka em 1796 d.C., antes da chegada dos britânicos. Na Grã-Bretanha, o cravinho valia pelo menos o seu peso em ouro, devido ao seu elevado preço de importação nos séculos XVII e XVIII. Na Índia, a Companhia das Índias Orientais introduziu o cravinho em 1800 d.C. [71]

Componentes

O cravo-da-índia é composto por componentes voláteis e não voláteis.

Componentes voláteis

O cravo-da-índia produz diferentes tipos de óleo volátil [óleo extraído i. das folhas, ii. do caule, iii. dos botões e iv. do fruto]. Estes óleos diferem consideravelmente em termos de rendimento e qualidade. O rendimento e a composição do óleo obtido são influenciados pela sua origem, estação do ano, variedade e qualidade da matéria-prima, maturidade aquando da colheita, tratamentos pré e pós-destilação e método de destilação. O componente principal de todos os tipos de óleo é o eugenol.

a. Óleo Bud

Os botões de cravinho de boa qualidade contêm 15-20% de óleo essencial. O óleo é dominado pelo eugenol (70-85%), pelo acetato de eugenilo (15%) e pelo P-cariofileno (5-12%), que juntos constituem 99% do óleo. Os constituintes do óleo também incluem metilamilcetona, salicilato de metilo, a- e P-humuleno, benzaldeído, P-ilangeno e chavicol. Os constituintes menores, como a metilamilcetona, o salicilato de metilo, etc., são responsáveis pelo odor agradável caraterístico do cravinho. Os óleos do botão e do caule do cravinho de Madagáscar também eram dominados pelo eugenol, pelo acetato de eugenilo e pelo P-cariofileno. O óleo do caule contém um teor mais elevado de eugenol, enquanto o teor de acetato de eugenilo é mais elevado no óleo do botão. O óleo do botão de cravinho continha 73,579,7% de eugenol e 4,5-10,7% de acetato de eugenilo, enquanto o óleo do caule continha 76,484,8% de eugenol e 1,5-8,0% de acetato de eugenilo. Ambos continham 7,3-12,4% de P-cariofileno e 1,0-1,4% de a-humuleno3. Pino et al. identificaram 36 compostos no óleo volátil de botões de cravinho. Os botões de cravinho da Índia continham 12,9-18,5% de óleo, dos quais 44-55% eram eugenol, enquanto os pedicelos continham 3,0-7,7% de óleo com 60,072,4% de eugenol.[73]

b. Óleo de folhas

As folhas de cravo-da-índia produzem 3,0-4,8% de óleo essencial. O teor de óleo essencial durante as diferentes fases de crescimento das folhas revelou que o teor de eugenol nas folhas aumentou de 38,3 para 95,2% com a maturidade, enquanto o teor de acetato de eugenilo (51,2 para 1,5%) e cariofileno (6,3 para 0,2%) diminuiu. O óleo do botão e da folha do cravinho contém várias classes de compostos, por exemplo, monoterpenos, sesquiterpenos, aldeídos e cetonas.[71]

c. Óleo de caule de cravinho

O caule do cravinho produz 6% de óleo volátil. O óleo é um líquido amarelo pálido a claro que contém 80,2% de eugenol e 6,6% de P-cariofileno, para além de vários componentes menores. [71]

d. Óleo de frutos

Os frutos maduros produzem 2% de óleo, que é composto por 50 a 55% de eugenol. [71]

Componentes não voláteis

Foram isolados alguns não voláteis do cravinho, que incluem taninos, esteróis, triterpenos e flavonóides.

a. Taninos

O cravinho contém 10-13% de taninos, que têm a mesma composição química que o ácido galotânico. A eugenina e o elagitanino[74] foram isolados do cravinho. O galato de glucósido de eugenol, um C-glicosídeo de cromona, ésteres de galoil e hexa-hidroxi-difenil de 2, 4, 6-tri-hidroxi-acetofenona-3-glucopiranosídeo foram isolados de folhas de cravinho. Além disso, foram também isolados das folhas dois elagitaninos, nomeadamente a syzyginin A (1, 2, 3-tri-O-galloyl-4, 6-(S) - tergalloyl-P- D-glucoside) e a syzyginin B. [71]

b. Triterpenos

O cravinho contém cerca de 2% do triterpeno ácido oleanólico. Narayanan e Natu (1974) isolaram o ácido maslínico dos botões de cravinho. Do cravinho, foi também isolado o ácido 2a-hidroxioleanólico. [71]

c. Esteróis

Os esteróis isolados do cravinho incluem o sitosterol, o estigmasterol e o campesterol. [71]

d. Flavonóides

Do extrato etanólico de cravo-da-índia, foram isolados um C-glucósido de cromona, a isobiflorina (5, 7-di-hidroxi-2-metoxicromona-8-C-P-D-glucopiranosídeo) e a biflorina.[75] → Do extrato etanólico das sementes, foram isoladas a apigenina 6-C-[P-D-xilopiranosil-(12")- P- D-galactopiranosídeo]-7-O-P-D-glucopiranosídeo e a apigenina-6-C-[P-D-xilopiranosil- (1 → 2')-P-D- galactopiranosídeo]-7-O-P-D-(6-O-p- coumaril glucopiranosídeo). [76]

Comercialmente disponível como

Pasta de dentes Himalaya HiOra-K

Himalaya HiOra-K Colutório (Para dentes sensíveis e halitose)
Gel Fresco Ativo Himalaya
Pasta de dentes Himalaya Sparkling White

Implicações médicas

Anti-microbiano

O cravinho é um dos principais anti-sépticos da Mãe Natureza. Verificou-se que o óleo de cravinho é mais eficaz do que o propionato de sódio (conservante alimentar padrão) contra alguns micróbios de origem alimentar. O óleo de cravo foi considerado muito eficaz contra espécies de Staphylococcus. Entre os fungos, o Aspergillus niger foi considerado altamente sensível ao óleo de cravinho. O óleo essencial de cravinho, disperso (0,4% v/v) numa solução concentrada de açúcar, teve um efeito germicida contra várias bactérias (S. Aureus, Klebsiella Pneumoniae, Pseudomonas aeruginosa, Clostridium perfringens, E.coli) e Candida albicans[77] . O óleo de cravinho e o seu principal componente, o eugenol, apresentam uma atividade antifúngica considerável contra Candida Aspergillus e espécies de dermatófitos. Também mostra atividade contra fungos clinicamente relevantes, incluindo estirpes resistentes ao fluconazol. [78]

Atividade antiviral

O cravinho é um agente antiviral potente. A eugenina isolada dos botões de cravinho mostrou atividade antiviral contra o vírus Herpes Simplex a uma concentração de 10 pg /ml. [71]

Quimioterapia preventiva

A infusão aquosa de cravinho reduziu eficazmente a carcinogénese pulmonar induzida pelo benzo[a] pireno (BP) em ratos da estirpe A. A incidência de hiperplasia, displasia e carcinoma foi efetivamente reduzida e houve uma redução significativa do número de células em proliferação e um aumento do número de células apoptóticas nas lesões pulmonares induzidas por BP com a infusão de cravinho. Também regula negativamente a expressão de algumas proteínas promotoras de crescimento, nomeadamente COX-2, cMyc, Hras[79] . A infusão aquosa de cravinho mostrou uma ação quimiopreventiva na carcinogénese cutânea induzida por 9, 10-dimetil benz (a) antraceno (DMBA) e óleo de cróton em ratos suíços. A administração oral de infusões aquosas de cravinho na dose de 100 pl/rato/dia não só atrasou a formação de papilomas, como também reduziu a incidência de papilomas e o número cumulativo de papilomas por rato.[80]

Atividade anti-oxidante

O cravinho tem a maior capacidade de libertar hidrogénio e reduzir a peroxidação lipídica. No que diz respeito à peroxidação lipídica, a atividade inibidora do óleo de cravinho, determinada utilizando um sistema de emulsão de ácido linolénico, indicou uma atividade antioxidante mais elevada do que o BHT (butil-hidroxil tolveno) padrão. Também mostrou um efeito inibidor significativo contra os radicais hidroxilo e actua como um quelante de ferro[81] . A atividade antioxidante do extrato de botão de cravinho e dos seus principais componentes aromáticos, o eugenol e o acetato de eugenol, foi comparável à do antioxidante natural a-tocoferol.82

Atividade anti-inflamatória

O eugenol, o principal componente dos óleos voláteis do cravinho, funciona como um agente anti-inflamatório. Em estudos com animais, a adição de extrato de cravinho a dietas já ricas em componentes anti-inflamatórios (como o óleo de fígado de bacalhau, com o seu elevado teor de ácidos gordos ro-3) produz um efeito sinérgico. O cravinho também contém uma variedade de flavonóides, incluindo kaempferol, rhamnetina e 0-cariofileno, que também contribuem para as propriedades anti-inflamatórias e antioxidantes do cravinho[83] . O óleo essencial de Eugenia caryophyllata teve um efeito anti-inflamatório equivalente ao do etodolac nas doses de 0,025 e 0,1 ml/kg e ao da indometacina nas doses de 0,05 e 0,2 ml/kg.[71]

Atividade antiplaquetária

Verificou-se que tanto o eugenol como o acetil eugenol (dois constituintes activos do cravinho) eram mais potentes do que a aspirina na inibição da agregação plaquetária induzida pelo araquidonato, adrenalina e colagénio. Na agregação induzida pelo araquidonato, o eugenol estava ao mesmo nível que a indometacina. [71]

Atividade anti-stress

O extrato de cravinho reduziu o desenvolvimento de úlceras gástricas induzidas pela contenção pelo frio e impediu as alterações bioquímicas induzidas pelo stress sonoro, tais como níveis plasmáticos elevados de aspartato aminotransferase, alanina aminotransferase, fosfatase alcalina, glicose, colesterol e corticosterona. O extrato de cravinho também foi eficaz no aumento da latência das convulsões induzidas pelo stress anóxico em ratos. [71]

Efeito antipirético

O eugenol, o principal constituinte do óleo de cravinho, mostrou uma atividade antipirética acentuada quando administrado por via intravenosa, intragástrica e central a coelhos que ficaram febris devido à interleucina-1. O eugenol foi mais eficaz na redução da febre do que o acetaminofeno. Reduz a febre principalmente através de uma ação central semelhante à dos medicamentos antipiréticos comuns, como o acetaminofeno. [71]

Efeito anestésico

O óleo de cravinho é considerado uma alternativa à tricaína ou ao MS-222, o único anestésico registado para várias espécies de peixes. A exposição do peixe-gato do canal (Ictalurus punctatus) ao óleo de cravinho na concentração de 100mg/l induziu anestesia em 1min[84] . Verificou-se que é útil como anestésico para caranguejos. O óleo de cravinho provou ser altamente eficaz e fácil de usar em peixes marinhos tropicais juvenis (Valamagugil cunnesius e Monodactylus argenteus) na dose de 0,05ml/l. Esta dose anestesiou os peixes em menos de um minuto.[71]

Implicações dentárias

O cravinho é também um importante material de incenso na cultura chinesa e japonesa. O óleo essencial de cravo-da-índia é utilizado na aromaterapia e o óleo de cravo-da-índia é amplamente utilizado para tratar a dor de dentes em situações de emergência dentária (Kim et al. 1998).[72]

O cravinho é conhecido por possuir propriedades antibacterianas e é utilizado em vários cremes dentários, pastas de dentes, elixires bucais e sprays para a garganta para limpar as bactérias. Também é utilizado para aliviar a dor das gengivas doridas e melhora a saúde dentária em geral. Na medicina dentária, o eugenol em combinação com o óxido de zinco é utilizado para o preenchimento temporário de cáries. O cravinho é um anódino (um agente que acalma ou alivia a dor) para emergências dentárias.[85]

Conclusão

O cravinho é uma erva medicinalmente poderosa com uma sólida herança e história tradicionais. O cravinho tem benefícios para a saúde física, mental e emocional. O cravinho possui propriedades antioxidantes, anti-fúngicas, anti-virais, anti-microbianas, anti-inflamatórias, anestésicas e analgésicas. O cravinho é um dos principais anti-sépticos da Mãe Natureza. O eugenol é o principal constituinte responsável pelas propriedades medicinais do botão do cravinho. O cravinho é a especiaria mais importante do mundo, a julgar pelo comércio mundial.

Capítulo 4

Curcumina

Nome da planta medicinal: *Curcuma longa*
Família: Zingiberaceae
Nome comum:

Língua	**Nome**
Árabe	*Kurkum, Uqdah safra*
búlgaro	*Kurkuma*
Chinês	*Yu chin, Yu jin, Wohng geung, Geung wohng, Wat gam, Huang jiang, Jiang huang, Yu jin, Yu jin xiang gen*
Inglês	*Açafrão da Índia*
francês	*Curcuma, Safran des Indes, Terre-mérite, Souchet des Indes*
alemão	*Curcuma, Kurkuma, Indischer Safran, Gelbwurz*
Hindi	*Haldi*
Japonês	*Ukon, Tamerikku*
Russo	*Koren, kurkumy, Kurkuma*
sânscrito	*Ameshta, bahula, bhadra, dhirgharaja, gandaplashika, gauri, gharshani, haldi, haridra, harita, hemaragi, hemaragini, hrivilasini, jayanti, jwarantika, kanchani, kaveri, krimighana, kshamada, kshapa, lakshmi, mangalaprada, mangalya, mehagni, nisha, nishakhya, nishawa, pavitra, pinga, pinja, pita, patavaluka, pitika, rabhangavasa, ranjani, ratrimanika, shifa, shiva, shobhana, shyama, soughagouhaya, suvarna, suvarnavarna, tamasini, umavara, vauragi, varavarnini, varnadatri, varnini, vishagni, yamini, yohitapriya, yuvati*
Tamil	*Manjal*
ucraniano	*Kurkuma*
vietnamita	*Bot nghe, Cu nghe, Nghe, Uat kim, Khuong hoang*

Iídiche	*Kurkume*[8]

A curcuma é normalmente utilizada como especiaria em caril, aditivo alimentar e também como pigmento alimentar. Tem sido utilizada para tratar várias doenças no subcontinente indiano desde os tempos antigos. O açafrão-da-terra tem 3-5 pés de altura, com folhas oblongas, pontiagudas, de caule curto e flores amarelas em forma de funil. O rizoma da curcuma é uma cultura comercial valiosa, amplamente cultivada na Ásia, na Índia, na China e noutros países tropicais. A curcuma é utilizada para tratar a angina de peito, dores de estômago, dores abdominais pós-parto e cálculos biliares no sistema de medicina chinesa. A aplicação tópica é normalmente utilizada para tratar nódoas negras, dores, entorses, furúnculos, inchaços, sinusite e várias doenças de pele. É utilizada em cerimónias religiosas hindus e os hindus também aplicam uma mistura de curcuma e pó de sândalo na testa. A curcuma tem sido utilizada como um medicamento não tóxico na Ayurveda durante séculos para tratar uma grande variedade de perturbações, incluindo reumatismo, dores no corpo, doenças de pele, vermes intestinais, diarreia, intermitente, febres, perturbações hepáticas, biliosidade, descargas urinárias, dispepsia, inflamações, obstipação, leucoderma, amenorreia e cólicas. A curcumina, enquanto tal, não possui qualquer valor nutritivo; no entanto, tem sido constantemente utilizada pelos seres humanos como pó de curcuma desde os tempos védicos ou mesmo antes e pode ser considerada farmacologicamente segura. A curcumina possui alegadamente várias propriedades farmacológicas, incluindo actividades anti-inflamatórias, antimicrobianas, antivirais, antifúngicas, antioxidantes, sensibilizadoras de quimioterapia, sensibilizadoras de rádio e de cicatrização de feridas. A curcumina pode suprimir a iniciação, a promoção e a metástase de tumores em modelos experimentais. Pode também atuar como agente antiproliferativo, interrompendo o ciclo celular, perturbando as estruturas do fuso mitótico e induzindo a apoptose e a micronucleação. Aparentemente, a curcumina é um agente farmacológico pluripotente que utiliza múltiplas vias moleculares para deixar a sua marca nos sistemas biológicos.[87]

Componentes

A curcuma é composta por um grupo de três curcuminóides: a curcumina (diferuloilmetano), a desmetoxicurcumina e a bisdemetoxicurcumina, bem como por óleos voláteis (tumerona, atlantona e zingiberona), açúcares, proteínas e resinas. A curcumina é um polifenol lipofílico que é quase insolúvel em água, mas é bastante estável no pH ácido do estômago.[88]

S.N.	Componentes	Quantidade[89]
1	C urc umin(c urc umino ids)	2-4%
2	Vo latile(essencial)o il	3-7%
3	Fibra	2-7%
4	Matéria mineral	3-7%
5	Proteína	6-8%
6	Gordura	5-10%
7	Humidade	6-13%
8	Hidratos de carbono	60-70%

Comercial Disponível como
Cápsulas
Colutório
Irrigante subgengival
Selante de fossas e fissuras

Implicações médicas

Efeitos anti-oxidantes

Os extractos solúveis em água e gordura da curcuma e o seu componente curcumina apresentam uma forte atividade antioxidante, comparável à das vitaminas C e E. Um estudo de isquemia no coração felino demonstrou que o pré-tratamento com curcumina diminuiu as alterações induzidas pela isquemia no coração.[90] Foi realizado um estudo *in vitro* para medir o efeito da curcumina na heme oxigenase-1 endotelial, uma proteína de stress induzida, utilizando células endoteliais da aorta bovina. A incubação (18 horas) com curcumina resultou numa maior resistência celular aos danos oxidativos.[91]

Efeitos hepatoprotectores

Verificou-se que a curcuma tem uma caraterística hepatoprotectora semelhante à silimarina. Estudos em animais demonstraram os efeitos hepatoprotectores da curcuma contra uma variedade de insultos hepatotóxicos, incluindo tetracloreto de carbono (CCl4),[92,93] galactosamina, acetaminofeno (paracetamol) e aflatoxina de Aspergillus.[94] O efeito hepatoprotector da curcuma resulta principalmente das suas propriedades antioxidantes, bem como da sua capacidade de diminuir a formação de citocinas pró-inflamatórias. Em ratos com lesão hepática aguda e subaguda induzida por CCl4, a administração de curcumina diminuiu significativamente a lesão hepática nos animais testados em comparação com os controlos.[93] O extrato de curcuma inibiu a produção de aflatoxina fúngica em 90 por cento quando administrado a patinhos infectados com *Aspergillus parasiticus*. A curcuma e a curcumina também inverteram a hiperplasia biliar, as alterações gordas e a necrose induzida pela produção de aflatoxina.[94]

Efeitos anti-inflamatórios

Os óleos voláteis e a curcumina da *Curcuma longa* apresentam efeitos anti-inflamatórios potentes. A administração oral de curcumina em casos de inflamação aguda foi considerada tão eficaz como a cortisona ou a fenilbutazona, e metade da eficácia em casos de inflamação crónica. As propriedades anti-inflamatórias *da C. longa* podem ser atribuídas à sua capacidade de inibir tanto a biossíntese das prostaglandinas inflamatórias a partir do ácido araquidónico como a função dos neutrófilos durante os estados inflamatórios. A curcumina pode também ser aplicada topicamente para contrariar a inflamação e a irritação associadas a condições inflamatórias da pele e a alergias, embora se deva ter cuidado para evitar que o pigmento amarelo manche a roupa.[95]

Efeitos anti-carcinogénicos

Estudos em animais envolvendo ratos e ratazanas, bem como estudos *in vitro* utilizando linhas celulares humanas, demonstraram a capacidade da curcumina para inibir a carcinogénese em três fases: promoção do tumor, angiogénese e crescimento do tumor. Em dois estudos sobre o cancro do cólon e da próstata, a curcumina inibiu a proliferação celular e o crescimento do tumor. A curcuma e a curcumina são também capazes de suprimir a atividade de vários mutagénicos e carcinogénicos comuns numa variedade de tipos de células, tanto em estudos *in vitro* como *in vivo*. Os efeitos anticarcinogénicos da curcuma e da curcumina devem-se a efeitos diretos antioxidantes e de eliminação de radicais livres, bem como à sua capacidade de aumentar indiretamente os níveis de glutatião, ajudando assim na desintoxicação hepática de mutagénicos e carcinogénicos e inibindo a formação de nitrosaminas.

Efeitos anti-microbianos

O extrato de *curcuma* e o óleo essencial de *Curcuma longa* inibem o crescimento de uma variedade de bactérias, parasitas e fungos patogénicos. Um estudo de pintos infectados com o parasita cecal *Eimera maxima* demonstrou que as dietas suplementadas com 1 por cento de curcuma resultaram numa redução das lesões no intestino delgado e melhoraram o ganho de peso. Outro estudo em animais, no qual as cobaias foram infectadas com dermatófitos, bolores patogénicos ou leveduras, revelou que o óleo de curcuma aplicado topicamente inibiu os dermatófitos e os fungos patogénicos, mas nem a curcumina nem o óleo de curcuma afectaram os isolados de leveduras. Observou-se uma melhoria das lesões nas cobaias infectadas com dermatófitos e fungos e, sete dias após a aplicação da curcuma, as lesões desapareceram. Verificou-se também que a curcumina tem uma atividade moderada contra os organismos *Plasmodium falciparum* e *Leishmania major*.

Efeitos cardiovasculares

Os efeitos protectores da curcuma no sistema cardiovascular incluem a redução dos níveis de colesterol e triglicéridos, a diminuição da suscetibilidade das lipoproteínas de baixa densidade (LDL) à peroxidação lipídica e a inibição da agregação plaquetária. Estes efeitos foram observados mesmo com doses baixas de curcuma. Um estudo com 18 coelhos ateroscleróticos que receberam uma dose baixa (1,6-3,2 mg/kg de peso corporal por dia) de extrato de curcuma demonstrou uma diminuição da suscetibilidade das LDL à peroxidação lipídica, para além de níveis mais baixos de colesterol e triglicéridos no plasma. A dose mais elevada não diminuiu a peroxidação lipídica do LDL, mas registou-se uma diminuição dos níveis de colesterol e de triglicéridos, embora em menor grau do que com a dose mais baixa. O efeito do extrato de curcuma nos níveis de colesterol pode dever-se à diminuição da absorção do colesterol nos intestinos e ao aumento da conversão do colesterol em ácidos biliares no fígado. Pensa-se que a inibição da agregação plaquetária pelos constituintes *da C. longa* se deve à potenciação da síntese de prostaciclina e à inibição da síntese de tromboxano.

Efeitos gastrointestinais

Os constituintes da *Curcuma longa* exercem vários efeitos protectores no trato gastrointestinal. O curcuminato de sódio inibiu o espasmo intestinal e o p-tolimetilcarbinol, um componente da curcuma, aumentou a secreção de gastrina, secretina, bicarbonato e enzimas pancreáticas. A curcuma também demonstrou inibir a formação de úlceras causadas por stress, álcool, indometacina, ligadura pilórica e reserpina, aumentando significativamente o muco da parede gástrica em ratos submetidos a estes insultos gastrointestinais.[96]

Implicações dentárias

A curcuma pode ser utilizada das seguintes formas para proporcionar alívio de determinados problemas dentários. *Dor dentária* Massajar os dentes doridos com curcuma torrada e moída elimina a dor e o inchaço. *Problemas peridontais* Uma pasta feita com 1 colher de chá de curcuma, ^ colher de chá de sal e ^ colher de chá de óleo de mostarda pode ser utilizada para tratar a gengivite e a periodontite. Recomenda-se esfregar os dentes e as gengivas com esta pasta duas vezes por dia.

Sistema de deteção de placa dentária

Pensa-se que as cáries são doenças infecciosas causadas por micróbios presentes nas placas dentárias e sabe-se que a remoção das placas dentárias é muito importante para a saúde das cavidades orais. No entanto, as placas dentárias não são fáceis de identificar a olho nu. Assim, as placas são geralmente coradas com agentes corantes de placas dentárias, que contêm corantes, para revelar a sua localização. O sistema de deteção de placas dentárias inclui um agente de coloração de placas dentárias, que contém extractos de curcuma e curcumina; e um aparelho emissor de luz, que emite luz com um comprimento de onda entre 250 e 500 nm para um objeto na cavidade oral onde o agente de coloração de placas dentárias está fixado. [97]

Selante de fossas e fissuras

Descobriu-se que o selante colorido para fossas e fissuras é utilizado para aplicação nas superfícies dos dentes, a fim de prevenir ou reduzir a incidência de cáries dentárias. Este selante pode ser produzido a partir de uma composição que contém monómero acrílico e pelo menos um corante selecionado do grupo que consiste em extrato de anato, extrato de curcuma e P-Apo-8.- Carotenal.[89]

Colutório

Num estudo realizado por Waghmare *et al.* foram selecionados aleatoriamente cerca de 100 indivíduos. Tanto o índice gengival como o índice de placa foram registados aos 0, 14 e 21 dias. Verificou-se que o gluconato de clorexidina e o elixir bucal de curcuma podem ser utilizados eficazmente como complemento dos métodos mecânicos de controlo da placa bacteriana na prevenção da placa bacteriana e da gengivite. Verificou-se que o elixir bucal de curcuma, preparado dissolvendo 10 mg de extrato de curcumina em 100 ml de água destilada e 0,005% de óleo de hortelã-pimenta aromatizante com pH ajustado a 4, é tão eficaz como o elixir bucal de clorexidina mais utilizado. Embora o gluconato de clorexidina seja ainda mais eficaz quando se considera a propriedade antiplaca. O efeito da curcuma observado pode dever-se à sua ação anti-inflamatória. Foi observada uma redução na contagem microbiana total em ambos os grupos.[98]

Irrigante subgengival

Num estudo conduzido por Suhag *et al.*, as zonas periodontais foram tratadas no dia 0 (baseline) com um único episódio de destartarização e alisamento radicular. Subsequentemente, os locais selecionados foram irrigados (regime de irrigação tripla) com soro fisiológico (0,9%), clorexidina (0,2%), curcumina (1%) ou serviram como locais de controlo não irrigados no dia 0 (linha de base) imediatamente após a instrumentação. O regime de irrigação tripla foi repetido durante os 5 dias consecutivos seguintes e nos dias 15 e 21. Os parâmetros clínicos registados foram a profundidade da bolsa à sondagem (PPD), a hemorragia à sondagem (BOP) e a vermelhidão em 200 locais em 20 pacientes com periodontite crónica. Os resultados indicaram que os locais irrigados registaram uma melhoria significativa em todos os parâmetros, em comparação com os locais não irrigados, nos dias 2, 3, 4 e 5. O grupo da curcumina mostrou uma redução significativa do BOP (100%) e da vermelhidão (96%) quando comparado com o grupo da clorexidina e o grupo do soro fisiológico no dia 5. No entanto, a diferença entre os grupos não foi significativa nas visitas de recordação seguintes. A redução média da PPD foi significativamente maior para o grupo da curcumina do que para todos os outros grupos em todos os dias pós-tratamento. Assim, a solução de curcumina a 1% pode causar uma melhor resolução dos sinais inflamatórios do que a clorexidina e a irrigação salina como irrigante subgengival. [99]

Lesões pré-cancerosas

Tem um papel importante no tratamento de várias condições pré-cancerosas como a fibrose submucosa oral, a leucoplasia e o líquen plano. O extrato de curcuma e o óleo de curcuma demonstraram atividade oncopreventiva em experiências *in vitro* e *in vivo* com animais. Os sintomas locais de sensação de ardor e dor foram reduzidos e foi também observada uma inversão parcial da abertura da boca. [89]

Estomatite aftosa recorrente

A Estomatite Aftosa Recorrente (EAR) é uma doença inflamatória de etiologia desconhecida que afecta a mucosa oral. Aproximadamente cerca de 20% da população sofre de EAR em algum momento da sua vida. A doença envolve principalmente superfícies mucosas não queratinizadas e é caracterizada por úlceras dolorosas únicas ou múltiplas com recorrência e cicatrização periódicas. O aparecimento das úlceras é precedido por um pródromo de ardor ou dor localizada que dura cerca de 24-48 horas. A idade máxima de aparecimento situa-se entre os 10 e os 19 anos e pode continuar ao longo da vida. Os relatórios demonstraram que, nos doentes que utilizaram gel antissético convencional, a lesão só cicatrizou após um período de tempo semelhante ao dos ataques anteriores. Não registaram qualquer redução precoce da dor ou da frequência de recorrência. Os doentes que utilizaram óleo *de curcumina* referiram que as úlceras começaram a cicatrizar mais cedo do que em ataques anteriores; verificou-se também uma redução precoce da dor. O acompanhamento durante um ano não revelou qualquer recorrência nestes 89 pacientes.

pacientes.

Influência nos fibroblastos gengivais humanos

Vários estudos revelaram também apoptose de células de fibroblastos gengivais primários humanos (hPGF) em doses mais baixas, como 1, 10 e $25\mu M$ de curcumina, mas em doses mais elevadas, como 50, 60, 75 e $100\mu M$, , observou-se uma apoptose elevada estatisticamente significativa. As células

descobriram também que o efeito da curcumina tratou fibroblastos humanos normais e células endoteliais microvasculares (hMVEC) utilizando o ensaio MTT e observaram que doses mais baixas de curcumina estimularam a proliferação de fibroblastos humanos normais e hMVED, enquanto doses mais elevadas a inibiram.[89] De acordo com outros autores, as células hPGF tratadas com curcumina apresentaram uma apoptose máxima e significativa em $75\mu M$ e mostraram uma diminuição da população celular e uma redução do tamanho das células e alterações morfológicas em

células de carcinoma basocelular após tratamento com 50nM de curcumina e verificaram o encolhimento das células, o desaparecimento das microvilosidades e o aparecimento de hemorragias nas membranas. [100]

Efeitos secundários e toxicidade

Não foi relatada qualquer toxicidade significativa após a administração aguda ou crónica de extractos de curcuma em doses padrão. Em doses muito elevadas (100 mg/kg de peso corporal), a curcumina pode ser ulcerogénica em animais, tal como evidenciado num estudo com ratos.[96]

Dosagem

Em estudos realizados em humanos, foram utilizadas doses de 500-8.000 mg de curcuma em pó por dia. Os extractos normalizados são normalmente utilizados em quantidades inferiores, na ordem dos 250-2.000 mg.

Conclusão

Os benefícios da curcuma incluem: analgésico, antibacteriano, anti-inflamatório, antitumoral, anti-alérgico, antioxidante, anti-sético, antiespasmódico, aperitivo, adstringente, cardiovascular, carminativo, colagogo, digestivo e diurético. Há muitas utilizações da curcuma em medicina dentária, como sistema de deteção de placas dentárias, selante de fossas e fissuras, elixir bucal e irrigante subgengival. A utilização de plantas e ervas para cuidados dentários é um sistema de medicina indígena muito comum e devemos incluí-lo na nossa vida quotidiana. É necessária mais investigação para a utilização correta da curcuma em medicina dentária.

Chá verde

Nome da planta medicinal: *Camélia Sinensis*

Família: Theaceae

Nome comum:

Índia : Chha China: Cha

Rússia: Chai

África: Itye

Itália: Te

Inglaterra: Chá

Estados Unidos: Chá. [101]

O chá verde é extraído das folhas da Camellia sinensis. A Camellia sinensis é um arbusto e é cultivada num ambiente semi tropical em plantações no Sudeste Asiático. É necessária uma precipitação intensa a uma altitude de 3000-7000 pés. É clonado ou cultivado a partir de sementes de estacas obtidas do arbusto-mãe, enraizadas e cultivadas num viveiro durante 1 ou 2 anos. O chá verde é cultivado em linhas ou em socalcos. As folhas são geralmente colhidas à mão. As folhas são cozidas a vapor, enroladas e secas imediata e completamente. Em seguida, são embaladas em caixas de alumínio, o que evita a absorção de odores desagradáveis e também a perda de aroma. Servir morno, mas não quente, para manter intacto o valor medicinal. O chá verde é uma das bebidas mais populares do mundo e tem recebido uma atenção considerável devido aos seus muitos efeitos benéficos para a saúde humana cientificamente comprovados.[102]

Antecedentes históricos

Há muito que se acredita que o chá verde é benéfico para a saúde e tem uma longa história de consumo generalizado. As provas mostram que o chá verde era consumido já no século III d.C., mas várias histórias sugerem que era fabricado muito antes. Uma lenda diz que, em 2737 a.C., um ervanário chamado Shen Nung estava a ferver água para beber enquanto descansava debaixo de uma árvore. Uma brisa fez com que folhas de chá verde caíssem na sua água fervente. Quando bebeu o líquido resultante, Shen Nung ficou agradavelmente surpreendido com o seu sabor estimulante, dando início à tradição do consumo de chá.[103]

O nome da bebida deriva da palavra do dialeto chinês Amoy "t'e", pronunciada "tay", que se tornou uma arte. Atualmente, "cha" significa chá em chinês. A Índia atribui a descoberta do chá ao monge budista Siddhartha, no século VI. Inspirado por uma intervenção divina, ele colheu e mastigou as folhas de uma árvore próxima, descobrindo, para seu deleite, uma grande sensação de alerta e bem-estar.[102]

Desde o século III, o chá verde tem sido utilizado para fins medicinais, como a depressão, problemas de estômago e ansiedade. Por volta de 1211, um budista chamado Eisai escreveu Kissa Yohjoh Ki, o primeiro livro que discute os benefícios do chá verde para a saúde dos "cinco órgãos vitais". Durante a dinastia Ming na China, o chá verde tornou-se uma bebida comum da população chinesa e ajudou a prevenir o escorbuto nos marinheiros chineses devido à sua concentração de vitamina C. Atualmente, a China e o Japão são os principais produtores mundiais de chá verde, a segunda bebida mais popular do mundo a seguir à água. Os estudos publicados sobre os benefícios do chá verde para a saúde só estão disponíveis desde a década de 1990. No entanto, a popularidade do chá verde no Ocidente pode ser atribuída ao interesse crescente nos seus potenciais benefícios para a saúde.[103]

Componentes

O chá verde também contém ácido gálico (GA) e outros ácidos fenólicos, como o ácido clorogénico, o ácido cafeico e flavonóides como o kaempferol, a miricetina e a quercetina. Wu e Wei indicaram que uma chávena de chá verde (2,5 g de folhas de chá verde/200 ml de água) pode conter 90 mg de galato de epigalocatequina (EGCG). Lin et al. analisaram 31 chás comerciais e detectaram que os níveis de EGCG e de catequinas totais se encontravam na seguinte ordem: Chá verde (folhas velhas) >chá verde (folhas novas) >chá oolong >chá preto e chá Pu-Erh. As quantidades de catequinas foram sempre mais elevadas no chá verde. EGCG e EGC foram as principais catequinas presentes com teores médios de 7,358% e 3,955%, respetivamente; os valores de ECG e EC são 0,910 e 3,556%, respetivamente. [104]

Conteúdo	**% Peso seco**
Proteínas	15-20
Aminoácidos	1-4
Fibra	26
Hidratos de carbono	7
Lípidos	7
Pigmentos	2
Minerais	5
Compostos fenólicos	30

Compostos fenólicos oxidados	0

Comercialmente disponível como

1. Saquinhos de chá
2. Embalagens de chá
3. Elixir bucal

Processamento de chá verde [104]

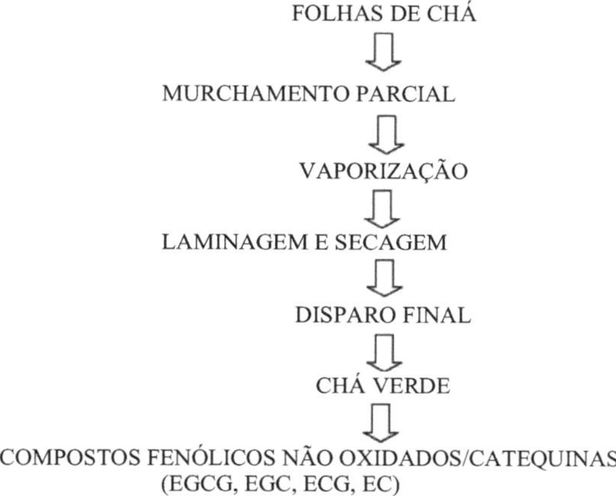

Mecanismo de ação

O retículo endoplasmático e as mitocôndrias libertam oxigénio. Este oxigénio é convertido em peróxido de hidrogénio, que por sua vez liberta moléculas de espécies reactivas de oxigénio. Estas moléculas de espécies reactivas de oxigénio podem causar danos no ADN, ARN, oxidar proteínas (enzimas, histonas), oxidar lípidos e também podem ativar o suicídio celular. A ingestão de chá verde pode parar todas estas alterações degenerativas ao inibir a ação da molécula de espécies reactivas de oxigénio.[102]

Atividade biológica dos componentes do chá (catequinas)

A. Anti-oxidante

Os polifenóis do chá verde são responsáveis pela sua atividade antioxidante, quer diretamente, através da eliminação de espécies reactivas de oxigénio e de azoto e da quelação de iões metálicos de transição redox-activos, como o ferro e o cobre, quer indiretamente, através da inibição de enzimas pró-oxidantes, de factores de transcrição sensíveis à redox e da indução de enzimas antioxidantes.[105]

B. Capacidade de modular a estrutura física das membranas celulares

Este mecanismo pode ser influenciado pela influência das catequinas na paliçada fosfolipídica celular. A EGCG demonstrou induzir a morte celular apoptótica e a paragem do ciclo celular nas células tumorais.

C. Mecanismo anti-microbiano

O EGC, o EGCG e o ECG constituem os agentes antibacterianos mais importantes contra o Staphylococcus aureus resistente à meticilina, o Helicobacter pylori e o estreptococo a-hemolítico.

D. Mecanismo anti-cariogénico

Verificou-se que as catequinas são inibidoras contra Streptococcus mutans e Streptococcus sobrin na concentração inibitória mínima (MIC) que varia entre 50-1000 p,g/ml.[104]

Classificação Em função do processo de fabrico, os chás são classificados em três tipos principais:

1) Chá verde não fermentado (produzido por secagem e vaporização das folhas frescas para inativar a polifenol oxidase por não oxidação).
2) Chá oolong semi-fermentado (produzido por fermentação parcial de folhas frescas antes da secagem)
3) Chá preto e vermelho fermentado (Pu-Erh) por fermentação pós-colheita antes da secagem e vaporização.[104]

Modos de consumo

- Como bebida
- Como elixir bucal
- Como administração local de medicamentos

- Como pastilha elástica

Factores que afectam o teor de catequinas

1) Tipo de tratamento antes da secagem.
2) Tipo de chá verde (por exemplo, misturado, descafeinado, instantâneo, etc.)
3) Preparação da infusão (por exemplo, quantidades de produto utilizadas, tempo de infusão, temperatura).
4) Condições de cultivo (solo, clima, práticas agrícolas, fertilizantes).
5) Localização geográfica.

McKay e Blumberg referiram que a descafeinação reduz ligeiramente o teor de catequinas do chá; também as preparações instantâneas e os chás gelados e prontos a beber apresentam um teor inferior de catequinas. A produção de bebidas de chá verde em garrafa deparou-se com um problema de fabrico de cerveja causado principalmente pela oxidação das catequinas.[104]

Implicações médicas

Perda de peso

A EGCG impede a degradação da norepinefrina, provocando assim um aumento do metabolismo. Pode igualmente inibir a hipertrofia e a hiperplasia dos adipócitos e, eventualmente, inibir as enzimas gastrointestinais envolvidas na absorção dos nutrientes; os mecanismos destes processos ainda não foram decifrados. Ajuda a perder 7 onças por ano.

Anti-envelhecimento

Os antioxidantes do chá verde protegem a pele dos efeitos nocivos dos radicais livres, que causam rugas e envelhecimento da pele.[102]

Imunidade

Os polifenóis e os flavonóides presentes no chá verde ajudam a reforçar o nosso sistema imunitário, tornando a nossa saúde mais forte na luta contra as infecções. As células T humanas $\gamma\delta$ (gama delta) medeiam a imunidade inata aos micróbios através do reconhecimento dependente do recetor de células T de antigénios não processados com padrões moleculares conservados. Estes antigénios não peptídicos de alquilamina são partilhados por células tumorais, bactérias, parasitas e fungos, e também por produtos vegetais comestíveis como o chá, as maçãs, os cogumelos e o vinho. A preparação de células T$\gamma\delta$ com antigénios de alquilamina in vitro resulta numa resposta de memória a estes antigénios. Esta preparação resulta também numa resposta não memorizada a bactérias inteiras e a lipopolissacarídeos, caracterizada pela secreção dependente de IL-1 de IFN-γ (interferão gama) pelas células T$\gamma\delta$ e pela proliferação de células T$\gamma\delta$. Esta combinação única de resposta imune inata e memória imunológica mostra que as células T$\gamma\delta$ podem funcionar como uma ponte entre a imunidade inata e a adquirida.[106]

Doenças cardiovasculares

O chá verde previne as doenças cardíacas e os acidentes vasculares cerebrais ao reduzir o nível de colesterol. Mesmo após um ataque cardíaco, previne a morte das células e acelera a recuperação das células cardíacas. Beber chá verde ajuda a manter a nossa tensão arterial baixa, reprimindo a angiotensina, que leva à tensão arterial elevada.

Doenças do fígado

Estudos clínicos de base populacional demonstraram que os homens que bebem mais de 10 chávenas de chá verde por dia têm menos probabilidades de desenvolver doenças do fígado. O chá verde parece também proteger o fígado dos efeitos nocivos de substâncias tóxicas como o álcool. Os resultados de vários estudos em animais e humanos sugerem que a catequina, isolada do chá verde, pode ajudar a tratar a hepatite viral. O chá verde previne a falha de transplantes em pessoas com insuficiência hepática. Os estudos demonstraram que o chá verde destrói os radicais livres nocivos nos fígados gordos.

Cancro

Foi demonstrado que o EGCG inibe a angiogénese das células tumorais, não permitindo que estas se tornem cancerosas. Isto é conseguido ao parar a produção de compostos angiogénicos nas células tumorais. O chá verde é utilizado na prevenção do cancro, uma vez que impede a angiogénese e o fluxo sanguíneo para o tumor. A apoptose induzida pelo chá verde aumenta o crescimento celular normal e promove a morte celular programada.[107] Um mecanismo de ação proposto é a descoberta de que os polifenóis induzem a apoptose mais rapidamente nas células cancerosas do que nas suas contrapartes naturais.

Artrite

O chá verde pode ajudar a prevenir e a reduzir o risco de artrite reumatoide. O chá verde beneficia a nossa saúde porque protege a cartilagem ao bloquear a enzima que a destrói. A chave para isso é o alto teor de flúor encontrado no chá verde. Ajuda a manter os ossos fortes e ajuda a preservar a densidade do osso.[108]

Diabetes

O chá verde melhora o metabolismo dos lípidos e da glicose, evita o aumento súbito dos níveis de açúcar no sangue e equilibra o nosso ritmo metabólico.

Alzheimer

A EGCG diminui a produção de beta-amiloide, uma proteína que forma as placas que obstruem o cérebro das

vítimas da doença de Alzheimer. O principal objetivo do tratamento da doença de Alzheimer é a inibição da enzima acetilcolinesterase e da b-amiloidose.
Num estudo in vitro, verificou-se que o chá verde inibia a acetilcolinesterase humana, com um valor IC50 de 0,03 mg/ml e, a uma concentração de ensaio de 0,03 mg/ml, inibia a b-secretase em 38%. Estes resultados sugerem que a infusão de chá contém princípios biologicamente activos, talvez actuando de forma sinérgica, que podem ser utilizados para retardar a progressão da doença, assumindo que estes princípios chegam ao cérebro.[109]

Parkinson

Os antioxidantes presentes no chá verde ajudam a prevenir as lesões celulares no cérebro, que podem causar a doença de Parkinson, e, por conseguinte, a preveni-la. A doença de Parkinson é uma doença progressiva e degenerativa do sistema nervoso central, resultante da perda de células cerebrais produtoras de dopamina, e atualmente não existe cura. O chá verde possui efeitos neuroprotectores, o que sugere o seu papel na prevenção da doença de Parkinson. Os polifenóis do chá verde protegem os neurónios da dopamina, o que aumenta com a quantidade de chá verde consumida. Afirmaram também que este efeito protetor é mediado pela inibição da via ROSNO, uma via que pode contribuir para a morte celular na doença de Parkinson.[110]

Asma

A teofilina presente no chá verde relaxa os músculos que suportam os tubos bronquiais, reduzindo a gravidade da asma.

Stress

A L-teanina, que é um tipo de aminoácido presente no chá verde, pode ajudar a aliviar o stress e a ansiedade.

Intoxicação alimentar

A catequina encontrada no chá verde pode matar as bactérias que causam intoxicação alimentar e mata as toxinas produzidas por essas bactérias.

Vírus da imunodeficiência humana

No caso do vírus da imunodeficiência humana (VIH), o EGCG actua como um bloqueio da proteína de transporte do VIH na célula hospedeira.[102]

Implicações dentárias

Cáries

Os efeitos do extrato de chá verde na inibição de cáries em hamsters e na resistência ácida do esmalte dentário humano foram sugeridos por estudos in vivo e in vitro. A solução de chá dialisada, na qual o flúor foi removido quase completamente, também mostrou efeitos notáveis, semelhantes aos do extrato de chá original. Os resultados obtidos neste estudo sugerem que o flúor no chá verde pode desempenhar um papel no aumento da ação cariostática juntamente com outros componentes do chá. No entanto, a ação do flúor não parece ser tão importante porque a sua concentração é muito baixa. O efeito do chá verde na inibição da cárie, bem como no aumento da resistência ácida, parece estar mais relacionado com as substâncias ondialisáveis do chá.[102]

Halitose

A halitose é causada principalmente por compostos sulfurados voláteis (CSV), como o H2S (sulfureto de hidrogénio) e o CH3SH (metanotiol), produzidos na cavidade oral. Os microrganismos orais degradam os substratos proteicos em cisteína e metionina, que são depois convertidos em VSCs. Uma vez que os polifenóis do chá demonstraram ter efeitos antimicrobianos e desodorizantes, os investigadores investigaram se o pó de chá verde reduz as CSV no ar da boca e compararam a sua eficácia com a de outros alimentos que alegadamente controlam a halitose. Imediatamente após a administração dos produtos, o chá verde apresentou a maior redução na concentração dos gases H2S e CH3SH, especialmente o CH3SH, que também demonstrou uma melhor correlação com a intensidade do odor do que o H2S.[111]

Saúde periodontal

Vários autores estudaram os efeitos inibitórios da catequina contida no chá verde sobre os agentes patogénicos periodontais, o que pode fornecer a base para o efeito benéfico da ingestão diária de chá verde na saúde periodontal. As catequinas do chá verde com estruturas estéricas de 3-galoil radial, EGCG, ECG e galato de galocatequina, que são os principais polifenóis do chá, inibem a produção de metabolitos finais tóxicos de P. gingivalis.[112]
A catequina do chá verde mostrou um efeito bactericida contra bastonetes anaeróbios Gramnegativos de pigmentação negra, Porphyromonas gingivalis e espécies de Prevotella, e a utilização combinada de tratamento mecânico e a aplicação de catequina do chá verde utilizando um sistema de libertação local lenta foi eficaz na melhoria do estado periodontal.[113]
A reabsorção do osso alveolar é uma caraterística da doença periodontal e envolve a remoção dos constituintes minerais e orgânicos da matriz óssea, um processo efectuado principalmente por células osteoclásticas multinucleadas ou metaloproteinases da matriz (MMPs). A EGCG inibiu a formação de osteoclastos numa co-cultura de células osteoclásticas primárias e células da medula óssea e induziu a morte celular apoptótica de células multinucleadas semelhantes a osteoclastos de uma forma dependente da dose, sugerindo assim o papel do chá verde na prevenção da reabsorção óssea.
Foi relatado que a bactéria Gram-negativa Porphyromonas gingivalis estimula a atividade e a expressão de vários grupos de MMPs, ao passo que o EGCG tem efeitos inibitórios na atividade e na expressão das MMPs.[102]

O stress oxidativo desempenha um papel importante na patogénese da doença periodontal, bem como em muitas outras doenças, e acredita-se que os antioxidantes podem defender contra doenças inflamatórias.[114]

Efeitos nos condrócitos A EGCG inibe a degradação dos proteoglicanos da cartilagem induzida pela IL-10 e a expressão de MMP-1 e MMP-13 nos condrócitos humanos a uma concentração micromolar. Foi observada uma inibição completa da MMP-1 e da MMP-13 a uma concentração de 100 ug de EGCG. Esta concentração só pode ser atingida por administração local e não por consumo oral. A MMP-13 é mais sensível ao efeito inibitório, mesmo a uma concentração mais baixa. Este efeito inibitório é obtido através da inibição da expressão de m-RNAs induzida pela IL-10, o que significa que o efeito é a nível transcricional. Assim, a EGCG pode inibir as actividades das MMPs envolvidas na degradação do colagénio nativo e isto pode ter efeitos supressores na degradação da cartilagem nas articulações artríticas.

Efeito sobre a atividade da colagenase Entre as catequinas do chá, a ECG e a EGCG com radical galoil mostraram o efeito de inibição mais potente sobre a atividade da colagenase quando uma concentração óptima de catequinas do chá (100 ug'ml) foi adicionada à mistura de reação contendo colagenase e colagénio[104]

Efeitos secundários do chá verde

Os riscos associados a uma dose elevada de chá verde são:

1. Aumento do tempo de hemorragia
2. O chá verde contém cafeína, catequinas e ácidos tânicos, substâncias que têm sido associadas a riscos de gravidez. Além disso, a ingestão de grandes quantidades pode causar defeitos congénitos do tubo neural nos bebés devido ao antagonismo do ácido fólico, pelo que as mulheres grávidas não devem tomar chá verde
3. Aumento do risco de cancro da bexiga
4. Se uma pessoa for sensível à cafeína, os sintomas a que deve estar atenta são Inquietação, irritabilidade, problemas de sono, tremores, palpitações cardíacas, perda de apetite, dores de estômago, náuseas, micção frequente e erupções cutâneas
5. A perturbação gástrica é a segunda queixa mais comum, a seguir à cafeína. Um estudo de 1984 concluiu que "o chá é um potente estimulante do ácido gástrico, que pode ser reduzido com a adição de leite e açúcar"
6. O chá é conhecido como uma bebida de "calorias negativas". Não só não contém praticamente calorias, como também bloqueia a absorção de certos nutrientes como o ferro e a tiamina (vitamina B).
7. Beber chá ou café mancha ou descolora a placa dentária, mas não os dentes em si. Se a placa não for completamente escovada e removida com fio dental no prazo de 24 horas, começa a endurecer e torna-se naquilo que é vulgarmente conhecido como tártaro.

Dosagem

A maioria dos produtos de chá verde é vendida como chá de folhas secas. A melhor forma de obter as catequinas e outros flavonóides do chá é bebê-lo acabado de fazer. O consumo recomendado é de três a quatro chávenas de chá por dia. Uma chávena média de chá verde contém cerca de 50-150 mg de polifenóis. No entanto, algumas investigações sugerem que são necessárias até 10 chávenas por dia para receber polifenóis suficientes para se notar um aumento acentuado na saúde. Num estudo, o autor registou a ingestão diária de chá verde como número de chávenas e verificou que cada aumento de uma chávena/dia na ingestão de chá verde estava associado a uma diminuição de 0,023 mm no DP médio ($P<0,05$), uma diminuição de 0,028 mm na CAL média ($P<0,05$) e uma diminuição de 0,63% na BOP ($P<0,05$).[102]

Conclusão

Os periodontistas acreditam que manter as gengivas saudáveis é absolutamente fundamental para manter um corpo saudável; é por isso que é tão importante encontrar formas simples de melhorar a saúde periodontal, como beber regularmente chá verde, que já é conhecido por possuir benefícios relacionados com a saúde. Ao interferir com a resposta inflamatória do organismo às bactérias periodontais, o chá verde pode, de facto, ajudar a promover a saúde periodontal e a evitar novas doenças. O uso contínuo da catequina do chá verde numa base diária pode ser um método útil e prático para a prevenção da doença periodontal, mas deve ser efectuado com precaução para evitar efeitos secundários. Por conseguinte, comecemos a beber chá verde e tornemo-nos mais saudáveis.

Miswak

Nome da planta medicinal: *Salvadora persica*

Família: Salvadoraceae

Nome comum: Miswak [115]

Os palitos de limpeza dos dentes, vulgarmente conhecidos como Miswak ou Siwak, são auxiliares de higiene oral populares na Índia, no Paquistão, na maioria dos países árabes e em vários países africanos, enquanto as escovas de dentes com cerdas de nylon são o auxiliar de higiene oral mais comum na maioria dos países desenvolvidos. Devido à disponibilidade gratuita, à composição química única e às crenças religiosas, a utilização do miswak e de outros produtos à base de plantas está a aumentar a um ritmo exponencial tanto nos países em desenvolvimento como nos países desenvolvidos. A Organização Mundial de Saúde (OMS) também recomendou e encorajou a utilização do miswak como uma ferramenta eficaz para a higiene oral.[116]

5. persica tem muitos sinónimos, como Arak, Galenia asiatica, Meswak, Peelu, Pilu, Mustard tree, Salvadora indica ou Natural toothbrush tree. A S. persica é uma pequena árvore ou arbusto com um tronco torto que raramente

ultrapassa um pé de diâmetro e atinge uma altura máxima de 3 m. As folhas são pequenas, ovais, espessas e suculentas com um forte cheiro a mostarda. As folhas frescas são consumidas como salada e são utilizadas para a tosse, a asma, o escorbuto, o reumatismo e as hemorróidas. As flores são pequenas, perfumadas e utilizadas como estimulante e purgativo. As bagas são pequenas e são consumidas tanto frescas como secas. A árvore miswak encontra-se geralmente na Arábia Saudita, Sudão, Sul do Egito, Chade, Paquistão e partes orientais da Índia. O miswak é um pau de mascar popular em todo o subcontinente indiano, bem como nos países muçulmanos.[115]

Antecedentes históricos

O uso do Miswak é um costume pré-islâmico, ao qual os antigos árabes aderiram para tornar os seus dentes brancos e brilhantes. Contribuía também para a pureza ritual. Este costume foi adotado e islamizado pelo Profeta Maomé (PBUH) por volta de 543 d.C. Este tipo de escovagem dos dentes tem sido utilizado pelos árabes, pelos babilónios há cerca de 7000 anos,[117] os japoneses chamavam-lhe Koyoji, enquanto os romanos utilizavam a aroeira para esfregar os dentes e como palito. Os antigos egípcios e os judeus também a utilizavam.[118] É utilizada em todos os países islâmicos.[119]

Componentes

O miswak contém mais de dez compostos químicos naturais diferentes, considerados essenciais para uma boa higiene oral e dentária. São eles: fluoretos, sílica, ácido tânico, resinas, alcalóides (salvadorina), óleos voláteis (simgrinas), enxofre, vitamina C, bicarbonato de sódio, cloretos, cálcio, benzilisothoicyanate, ácidos salicílicos, esteróis, trimetilamina, saponinas e flavenóides.[115] El-Mostehy et al[120] encontraram as seguintes substâncias químicas: Trimetilamina, um alcaloide, cloretos, quantidades elevadas de flúor, sílica, enxofre, vitamina C, taninos, saponinas, flavenóides e esteróis.

Funções dos diferentes componentes do Miswak

A sílica no miswak actua como um material abrasivo para remover manchas nos dentes. As bases de dentaduras foram tratadas com ácido tânico, que reduz a contagem de Candida albicans. O miswak exerce um efeito adstringente na membrana mucosa e reduz a placa bacteriana e a gengivite clinicamente detectáveis. As resinas são produtos amorfos que são geralmente duros, transparentes ou translúcidos. O alcaloide presente na S. persica é a salvadorina. Exerce um efeito bactericida e uma ação estimulante sobre a gengiva. Os óleos essenciais têm aroma caraterístico, ação carminativa e anti-séptica. Os compostos de enxofre presentes no miswak têm um efeito bactericida. O bicarbonato de sódio é um abrasivo suave e é utilizado como dentífrico. A saturação de cálcio da saliva inibe a desmineralização e induz a remineralização do esmalte dentário. A raiz de S. persica contém óleo destilável a vapor composto por 10% de nitrato de benzilo e 90% de benzilisotiocianato (BIT). O BIT é classificado como agentes quimiopreventivos que impedem a reação de compostos carcinogénicos e genotóxicos com os locais-alvo no tecido tratado. O BIT tem atividade virucida (a uma concentração de 133,3 mg/ml) contra o vírus do herpes simplex. Possui uma atividade bactericida de largo espetro que inibe o crescimento e a produção de ácido do streptococcus mutans.[115]

Comercialmente disponível como

Pasta de dentes à base de ervas Mint Fresh,
Gel fresco ativo de ervas do Himalaya,
Pasta de dentes Himalaya herbal Sensitive Relief,
Pasta de dentes branca cintilante à base de ervas dos Himalaias.
Creme dentário à base de plantas Himalaya,
Pasta de dentes à base de plantas Complete Care,
Elixir bucal Hiora - Regular.

Implicações médicas

Propriedades anti-bacterianas

Estudos indicaram que a Salvadora persica contém substâncias que possuem propriedades inibidoras da placa bacteriana e antibacterianas contra vários tipos de bactérias cariogénicas que se encontram frequentemente na cavidade oral. O crescimento e a produção de ácido destas bactérias são assim inibidos.[119]

Al Lafi e Ababneh testaram a atividade antibacteriana da Salvadora persica contra algumas bactérias orais aeróbias e anaeróbias e relataram que o extrato destes paus tinha um efeito drástico no crescimento de Staphylococcus aureus, e um efeito variável noutras espécies bacterianas. Comentaram que os paus de mascar que utilizaram foram colhidos um mês antes, e sugeriram que a utilização de paus mais frescos dará melhores resultados.[121]

Atividade anti-micótica

Os resultados da investigação levada a cabo por Al- Bagieh et al[122] sugerem que os extractos aquosos de Miswak podem ser utilizados para reduzir o crescimento de Candida albicans. Esta inibição dura até 36/h em concentrações de 15% e superiores.

Libertação de cálcio e cloreto na saliva

Gazi et al[123] investigaram o efeito imediato e a médio prazo do Miswak na composição da saliva mista. Relataram que o Miswak produziu aumentos significativos de cálcio (22 vezes) e cloreto (6 vezes), e diminuições significativas de fosfato e pH. A saturação de cálcio da saliva inibe a desmineralização e promove a remineralização do esmalte dentário, enquanto que altas concentrações de cloreto inibem a formação de cálculos.[119]

Efeito analgésico
M.I.Sulaiman estudou a atividade analgésica da decocção de miswak. Os resultados apresentados neste estudo mostraram que a decocção de miswak injectada intraperitonealmente em ratos, diminuiu a sua resposta a estímulos químicos e térmicos nos três testes analgésicos. O miswak foi mais eficaz contra os estímulos térmicos do que contra os estímulos químicos. É geralmente aceite que a resposta a estímulos térmicos é mediada por receptores cutâneos da dor, enquanto a resposta a estímulos químicos no teste do reflexo de contorção é mediada por receptores viscerais. Por conseguinte, partiu-se do princípio de que o miswak é mais eficaz contra a dor periférica do que contra a dor visceral. Isto pode explicar a afirmação tradicional de que a decocção de miswak alivia a dor oral através da sua aplicação na mucosa oral. O mecanismo subjacente à ação analgésica do miswak não é claro. No entanto, como o efeito do miswak foi antagonizado pela naloxona, especulou-se que os efeitos poderiam ser mediados através da interação com o sistema opiáceo.[124]

Efeito anticonvulsivo e sedativo
Foi estudado o efeito anticonvulsivo e sedativo dos extractos do caule de Salvadora persica L.. É relatado o efeito do extrato do caule de Salvadora persica L. na potenciação da atividade do pentobarbital de sódio e na convulsão tónico-clónica generalizada, produzida pelo pentilenotetrazol (PTZ) no rato. O extrato de Salvadora persica L. prolongou o tempo de sono e diminuiu o tempo de indução induzido pelo pentobarbital de sódio; além disso, mostrou proteção contra a convulsão induzida pelo pentilenotetrazol, aumentando o período de latência e diminuindo a taxa de mortalidade. [125]

Atividade Anti-plasmodial
As investigações etnobotânicas levaram à seleção de 19 espécies de plantas, utilizadas tradicionalmente no Sudão contra a malária e doenças tropicais semelhantes, para estudos posteriores. A atividade antiplasmodial dos diferentes extractos de Salvadora persica contra a estirpe P. falciparum NF54 foi de 0,6 microg/ml (caules) e 0,7 microg/ml (folhas).[126]

Implicações dentárias
O miswak tem várias utilizações terapêuticas em medicina dentária, como o sumo do pau extraído durante a mastigação, que actua como extrato antibacteriano e como exercitador dos maxilares. O miswak é um bom sialogogo. É utilizado para prevenir o tabagismo nos adultos e a sucção do polegar nas crianças. Pode ser utilizado no desenvolvimento da dentição durante a erupção. Melhora o apetite e regula os movimentos peristálticos do trato gastrointestinal. A utilização do miswak na manutenção de uma boa saúde oral e dentária, bem como na medicina dentária geral, é a seguinte[115]

Pasta de dentes, elixires
O miswak é utilizado na preparação comercial de uma série de pastas dentífricas em todo o mundo. Algumas pastas de dentes disponíveis no mercado produzidas a partir da planta S. persica são as seguintes Pasta de dentes Sarkan (Reino Unido), pasta de dentes QualiMeswak (Suíça), pasta de dentes Epident (Egito), pasta de dentes Siwak-F (Indonésia), Fluoroswak, Miswak (Paquistão), DentacareMiswak Plus (Arábia Saudita).

Papel na redução da placa bacteriana
Gazi et al[123] relataram que a placa bacteriana e a gengivite foram significativamente reduzidas quando o miswak foi utilizado 5 vezes por dia em comparação com a escova de dentes convencional.

Efeito nos microrganismos orais
O miswak também actua como agente antibacteriano. Sofrata et al[127] ao estudarem o efeito de pedaços de miswak em bactérias na periodontite e cárie dentária concluíram que o efeito antibacteriano foi mais pronunciado em Porphyromonas gingivalis, Actinobacillus actinomycetemcomitans, e Haemophilus influenzae, menos em Streptococcus mutans, e menos em Lactobacillus acidophilus. Também relataram que o efeito antibacteriano do miswak sugere a presença de compostos antibacterianos activos voláteis.

Solução de irrigação endodôntica
Embora a atividade antimicrobiana do miswak tenha sido relatada, sua toxicidade deve ser considerada. Além disso, ainda não há relatos sobre a utilização do extrato como solução irrigante na prática endodôntica. Samh *et al.* avaliaram, in vitro, o efeito de diferentes concentrações do extrato de miswak na linhagem celular L929 em cultura de tecidos e compararam os resultados com o hipoclorito de sódio (NaOCl). Encontraram uma alteração morfológica dependente da concentração da linha de células L929 quando exposta ao extrato de miswak e ao NaOCl. Suspeitaram da recuperação das células após um período de exposição de 4 horas a diferentes concentrações de extrato de miswak.[128]

Recessão gengival
Foi registada uma prevalência relativamente elevada de recessão gengival entre os adultos na Tanzânia. A recessão gengival nas superfícies vestibulares tem sido atribuída aos hábitos de escovagem. Uma vez que as superfícies linguais na população da Tanzânia apresentam recessão gengival na mesma medida que as superfícies vestibulares, como foi relatado, então é duvidoso que o Miswak seja a causa da alta prevalência de recessão gengival.[119]

Gel dentário
Os caules em pó secos ao ar foram extraídos com vários solventes e cada extrato foi avaliado quanto à atividade antimicrobiana contra organismos de teste, incluindo agentes patogénicos dentários, através da técnica de difusão

em ágar. O extrato de diclorometano mostrou uma atividade antimicrobiana significativa, que foi comparável aos padrões Cloranfenicol e Clotrimazol. Este extrato bioativo foi formulado em gel dentário utilizando um agente gelificante adequado. O gel foi avaliado em relação a vários parâmetros físico-químicos, espalhabilidade, mucoadesão, dissolução, permeação in vitro e atividade antimicrobiana.
O extrato de diclorometano dos caules de Miswak possui uma boa atividade antimicrobiana, confirmando a afirmação tradicional. Um gel dentário contendo este extrato foi sucessivamente formulado com maior penetração e maior atividade. Este gel dentário mucoadesivo tem um potencial significativo para o tratamento de doenças periodontais.[129]

Conclusão

O miswak (*S. persica*) reduz a contagem microbiana em diferentes grupos e melhora a saúde oral. O extrato possui propriedades antibacterianas e antiplaca e pode ser utilizado eficazmente como uma ferramenta natural para a limpeza dos dentes e como um analgésico natural para as dores de dentes incómodas. O medicamento também possui propriedades anti-inflamatórias, anticonvulsivas e sedativas. A presente revisão mostrou que é útil numa série de doenças. Por conseguinte, é imperativo que sejam efectuados mais estudos clínicos e farmacológicos para investigar o potencial inexplorado desta planta. No entanto, são necessárias mais investigações para isolar e purificar novas substâncias farmacologicamente activas.

Neem

Nome da planta medicinal: *Azadirachta indica*
Família: Meliaceae
Nome comum: Índio: Árvore sagrada, árvore lilás indiana
Hindi: Neem, Nim
Sânscrito: Nimba [130]

O neem é uma árvore tropical de folha perene originária do subcontinente indiano (Roxburgh, 1874.) que tem sido utilizada na medicina ayurvédica há mais de 4000 anos devido às suas propriedades medicinais. A maior parte das partes da planta, como os frutos, as sementes, as folhas, a casca e as raízes, contém compostos com potencial comprovado nos domínios da gestão dos resíduos, da proteção do ambiente e da medicina. O Neem é uma fonte natural de insecticidas, pesticidas e agroquímicos amigos do ambiente (Brahmachari,2004). O Neem é considerado uma parte da diversidade genética da Índia (Sateesh, 1998). É a árvore mais investigada no mundo e diz-se que é a árvore mais prometedora do século XXI. A árvore tem adaptabilidade a uma vasta gama de factores climáticos, topográficos e edáficos. Desenvolve-se bem em solos secos, pedregosos e pouco profundos e mesmo em solos com uma camada de argila dura, a pouca profundidade. A árvore de Neem requer pouca água e muita luz solar (Sateesh, 1998). A árvore cresce naturalmente em áreas onde a precipitação é de 450 a 1200 mm. Contudo, foi introduzida com sucesso mesmo em zonas onde a precipitação é tão baixa como 150 a 250 mm. O Neem cresce em altitudes de até 1500m (Jattan et.al.,1995;Chari,1996). Cresce bem numa vasta gama de temperaturas de 0 a 49°C (hedge,1995). Não suporta áreas alagadas e solos mal drenados. A gama de pH para o crescimento da árvore de neem situa-se entre 4 e 10. A árvore de Neem tem a capacidade de neutralizar os solos ácidos através de uma propriedade única de extração de cálcio (Hedge, 1995).
Os princípios biologicamente activos isolados de diferentes partes da planta incluem: azadiractina, meliacina, gedunina, salanina, nimbina, valassina e muitos outros derivados destes princípios. A meliacina constitui o princípio amargo do óleo da semente de nim; a semente também contém ácido tínico (ácido 5-metil-2-butânico), responsável pelo odor caraterístico do óleo (Schmutterer,1990; Uko e Kamalu,2001 ;Lale,2002).Estes compostos pertencem a produtos naturais denominados triterpenóides (limonóides). Os princípios activos são ligeiramente hidrofílicos, mas livremente lipofílicos e altamente solúveis em solventes orgânicos como hidrocarbonetos, álcoois, cetonas e ésteres (Schmutterer e Singh 1995).[131]
Originária do leste da Índia e da Birmânia, cresce em grande parte do sudeste asiático e da África Ocidental e, mais recentemente, nas Caraíbas e na América do Sul e Central. Na Índia, ocorre naturalmente em Siwalik Hills, florestas secas de Andhra Pradesh, Tamil Nadu e Karnataka até uma altitude de aproximadamente 700 m. É cultivada e frequentemente naturalizada nas regiões mais secas da Índia tropical e subtropical, Paquistão, Sri Lanka, Tailândia e Indonésia. É também cultivada e frequentemente naturalizada na Malásia peninsular, em Singapura, nas Filipinas, na Austrália, na Arábia Saudita, na África tropical, nas Caraíbas, na América Central e na América do Sul.

Componentes

Os constituintes químicos contêm muitos compostos biologicamente activos que podem ser extraídos do nim, incluindo alcalóides, lavonóides, triterpenóides, compostos fenólicos, carotenóides, esteróides e cetonas. O composto biologicamente mais ativo é a azadiractina, que é, na realidade, uma mistura de sete compostos isoméricos designados por azadiractina A-G, sendo a azadiractina E mais eficaz. Outros compostos que têm uma atividade biológica são a salanina, os óleos voláteis, o meliantriol e a nimbina.[132]

Comercialmente disponível como

Colutórios
Óleos de Neem
Sabonetes

Cremes
Champô

Implicações médicas e dentárias

Várias partes da árvore de neem têm sido utilizadas como medicina ayurvédica tradicional na Índia desde tempos imemoriais. As utilidades medicinais foram descritas, especialmente para a folha, o fruto e a casca. O óleo de neem e os extractos da casca e da folha têm sido utilizados terapeuticamente como medicina popular para controlar a lepra, a helmintíase intestinal, as perturbações respiratórias, a obstipação e também como promotor de saúde geral. A sua utilização para o tratamento de reumatismo, feridas sifilíticas crónicas e úlcera indolente também tem sido evidente. O óleo de Neem é utilizado para controlar várias infecções cutâneas. A casca, a folha, a raiz, a flor e o fruto, em conjunto, curam a morbilidade do sangue, as afecções biliares, o prurido, as úlceras cutâneas, as sensações de ardor e a pthysis.[133]

Algumas utilizações medicinais do neem mencionadas na ayurveda [133]

Parte	Uso medicinal
Folha	Lepra, problemas oculares, epistaxis, vermes intestinais, anorexia, biliosidade, úlceras cutâneas.
Casca	Analgésico, alternativo e curativo da febre.
Flor	Supressão da bílis, eliminação dos vermes intestinais e da fleuma
Fruta	Alivia pilhas, vermes intestinais, distúrbios urinários, epistaxe, catarro, problemas oculares, diabetes, feridas e lepra.
Galho	Alivia a tosse, a asma, as hemorróidas, o tumor fantasma, os vermes intestinais, a espermatorreia, os problemas urinários obstinados, a diabetes.
Goma	Eficaz contra doenças de pele como vermes anelídeos, sarna, feridas e úlceras.
Polpa de sementes	Lepra e vermes intestinais.
Óleo	Lepra e vermes intestinais.
Raiz, casca, folha, flor e fruto juntos	Morbilidade sanguínea, afecções biliares, comichão, úlcera cutânea, sensação de ardor e lepra.

Atividade imunoestimulante

O extrato aquoso da casca de neem possui atividade anticomplemento, actuando tanto na via alternativa como na via clássica de ativação do complemento no soro humano. Recentemente, foi demonstrado que um extrato aquoso da casca do caule melhora a resposta imunitária de ratinhos Balb-c a glóbulos vermelhos de ovelha in vivo. O extrato aquoso da folha possui também uma potente atividade imunoestimulante, evidenciada tanto por respostas humorais como mediadas por células. O extrato de folhas a 100 mg/kg após três semanas de administração oral provoca níveis mais elevados de IgM e IgG, juntamente com um aumento do título de anticorpos antiovalbumina. Foi demonstrado que o óleo de Neem possui uma atividade imunoestimulante, activando seletivamente os mecanismos imunitários mediados por células para provocar uma resposta melhorada a um desafio mitogénico ou antigénico subsequente.

Atividade anti-malárica

Os extractos de sementes e folhas de Neem são eficazes contra os parasitas da malária. Os componentes dos extractos alcoólicos das folhas e das sementes são eficazes contra estirpes sensíveis e resistentes à cloroquina do parasita da malária. Recentemente, demonstrou-se que o extrato de sementes de nim e as suas fracções purificadas inibem o crescimento e o desenvolvimento das fases assexuada e sexual de estirpes sensíveis e resistentes a medicamentos do parasita da malária humana P. falciparum.

Atividade antifúngica

Os extractos de folhas de nim, o óleo de nim e os grãos de sementes são eficazes contra certos fungos humanos, incluindo Trichophyton, Epidermophyton, Microsporum, Trichosporon, Geotricum e Candida. Já foi comunicada uma elevada atividade antimicótica com extractos de diferentes partes da amargoseira.

Atividade antibacteriana

O óleo das folhas, das sementes e da casca possui um amplo espetro de ação antibacteriana contra microrganismos Gram-negativos e Gram-positivos, incluindo M. tuberculosis e estirpes resistentes à estreptomicina. In vitro, inibe Vibrio cholerae, Klebsiella pneumoniae, M. tuberculosis e M. pyogenes. Os efeitos antimicrobianos do extrato de neem foram demonstrados contra Streptococcus mutans e S. faecalis. O NIM-76, um novo contracetivo vaginal à base de óleo de nim, mostrou um efeito inibidor no crescimento de vários agentes patogénicos, incluindo bactérias, fungos e vírus. Recentemente, a atividade antibacteriana do óleo de sementes de nim foi avaliada in vitro contra 14 estirpes de bactérias patogénicas.

Atividade anti-viral

O extrato aquoso de folhas oferece atividade antiviral contra o vírus Vaccinia, Chikungemya e vírus do sarampo in vitro. Os efeitos antivirais e virucidas do extrato metanólico das folhas de nim (NCL-11) foram recentemente demonstrados contra os vírus Coxsackie do grupo B. O NCL-11 inibe a formação de placas em diferentes tipos antigénicos do vírus Coxsackie B a uma concentração de 1 mg/ml a 96 h in vitro. Outros estudos indicaram que o NCL-11 é mais eficaz no vírus Coxsackie B-4 como agente viruscida, para além da sua interferência nos eventos iniciais da sua replicação.

Atividade anti-carcinogénica

O extrato aquoso da folha de Neem suprime eficazmente o carcinoma de células escamosas oral induzido por 7,12-dimetilbenz[a]antraceno (DMBA), como revelado pela redução da incidência de neoplasia. O Neem pode exercer o seu efeito quimiopreventivo na mucosa oral através da modulação da glutationa e das suas enzimas metabolizadoras. O facto de o extrato de folhas de nim exercer o seu efeito protetor no stress oxidativo induzido pela N-metil-N'-nitro-N-nitro-guanidina (MNNG) (um material cancerígeno) também foi demonstrado pela formação reduzida de peróxidos lipídicos e pelo aumento do nível de antioxidantes e enzimas desintoxicantes no estômago, um órgão-alvo primário da MNNG, bem como no fígado e na circulação.[133]

Anti-oxidante

Os extractos de flores e folhas jovens têm um forte potencial antioxidante. Um indicador do stress oxidativo, o malondialdeído (MDA), foi reduzido em 46,0% e 50,6% para os extractos à base de flores e folhas, respetivamente, o que levou a recomendar a utilização da amargoseira como um tónico amargo vegetal para promover a boa saúde.

Anti-HIV/SIDA

Em pacientes com VIH/SIDA, uma administração oral de 12 semanas de extrato de folhas de nim em água de acetona (IRAB) teve uma influência significativa *in vivo* nas células CD4 (que o VIH reduz) sem quaisquer efeitos adversos nos pacientes. Dos 60 pacientes que completaram o tratamento, 50 cumpriram totalmente os testes laboratoriais. Os níveis médios de células CD4 aumentaram 159% em 50 pacientes, o que representa um aumento importante; o número de patologias do VIH/SIDA diminuiu de 120 na linha de base para 5; e registaram-se aumentos significativos no peso corporal (12%), na concentração de hemoglobina (24%) e na contagem diferencial de linfócitos (24%). O IRAB é recomendado como parte de um programa de tratamento do VIH/SIDA.[132]

Actividades anti-inflamatória, antipirética e analgésica

O extrato clorofórmico da casca do caule é eficaz contra o edema da pata induzido por carragenina na inflamação do ouvido de ratos e ratinhos. A estomatite inflamatória em crianças é curada pelo extrato da casca. Foi relatada uma atividade antipirética no óleo de neem. A planta também possui atividade analgésica mediada por receptores opióides em animais de laboratório. Foram revistas as actividades anti-inflamatórias e antipiréticas de vários extractos.[133]

Anti-úlcera

O extrato de casca de Neem reduziu a hipersecreção de ácido gástrico humano e as úlceras gastro-esofágicas e gastroduodenais. Após 10 semanas, as úlceras duodenais estavam quase totalmente curadas; após 6 semanas, um caso de úlcera esofágica e uma úlcera gástrica estavam totalmente curadas.

Anti-cárie dentária

Um gel dentário com extrato de neem reduziu significativamente a placa bacteriana e as bactérias (foram testadas espécies de *Streptococcus mutans* e *Lactobacilli*) em relação ao grupo de controlo que utilizou um elixir bucal disponível no mercado contendo o gluconato de clorexidina germicida (0,2% p/v). Em descobertas preliminares, o neem inibiu *o Streptococcus mutans* (bactéria causadora de cáries dentárias) e reverteu lesões cariosas incipientes (isto é, lesões dentárias primárias).

cáries).

A Azadirachta indica, também conhecida como neem, é utilizada na Índia e no Sul da Ásia há milhares de anos como uma ferramenta perfeita para manter o periodonto saudável. Há muito que se considera que o neem tem propriedades adstringentes, anti-sépticas, insecticidas, antiulcerosas e medicinais. As folhas de Neem têm sido utilizadas no tratamento da gengivite e da periodontite. O possível mecanismo de ação anti-inflamatória da neem é a inibição da prostaglandina E e da 5 HT, reduzindo assim a inflamação. A ação antibacteriana pode ser explicada pela "azadiactina", que é conhecida por destruir a parede celular bacteriana e, assim, inibir inevitavelmente o crescimento das bactérias, além de que a quebra da parede celular perturba a pressão osmótica e conduz à morte celular.[134]

Conclusão

O Neem, a planta medicinal versátil, é a única fonte de vários compostos. As utilizações etno-botânicas e tradicionais de compostos naturais, especialmente de origem vegetal, receberam muita atenção, uma vez que a sua eficácia foi bem testada e que se considera que são geralmente seguros para utilização humana. Trata-se da melhor abordagem clássica na procura de novas moléculas para o tratamento de várias doenças. Deve ser realizado um extenso trabalho de investigação e desenvolvimento sobre o neem e os seus produtos para uma melhor utilização económica e terapêutica.

Própolis

Nome da planta medicinal: *Própolis*

Nome comum: Própolis

Grande tendência para utilizar materiais naturais como cura para uma variedade de doenças. O sector da saúde sempre teve como objetivo a utilização de produtos naturais como alternativa às fórmulas alopáticas convencionais. A própolis é uma dessas substâncias naturais, que tem passado despercebida apesar das suas potenciais utilizações na cura de uma grande variedade de doenças. A palavra própolis deriva da palavra grega "pro" antes, "polis" cidade ou defensor da cidade.[135] Trata-se de uma substância resinosa dura constituída principalmente por cera e extractos de plantas. Desempenha um papel na colónia de abelhas como proteção contra invasões e infecções, fornecendo às abelhas um "sistema imunitário" e é utilizada para selar a colmeia. [136]

A própolis foi utilizada na época das civilizações egípcia e grega, que reconheceram as suas qualidades curativas. Hipócrates, o fundador da medicina moderna, utilizava-a para curar feridas e úlceras internas e externas. Esta substância resinosa não tóxica foi classificada em 12 tipos de acordo com as propriedades físico-químicas e relacionada com as localizações geográficas; no entanto, só foi identificada a origem botânica de três tipos. Um novo tipo de própolis, denominado própolis vermelha brasileira (BRP) devido à sua cor, tem atraído a atenção do comércio internacional. A própolis tem sido usada para tratar diferentes doenças e condições inflamatórias, tanto em aplicações locais como sistémicas. Na natureza, ou quando à temperatura ambiente, é uma substância pegajosa, mas torna-se dura e quebradiça a baixa temperatura.[137]

Componentes

A própolis é composta por resina e bálsamos (50-60%), pólen (5-10%) e outros constituintes que são aminoácidos, minerais, vitaminas A, complexo B e a substância bioquímica altamente ativa conhecida como bioflavenóide (vitamina P), fenóis e compostos aromáticos.[138] A sua cor é geralmente castanha, mas varia consoante a fonte botânica. Os flavenóides são compostos vegetais bem conhecidos que possuem propriedades antibacterianas, antifúngicas, antivirais, antioxidantes e anti-inflamatórias.

Os flavonóides são o grupo mais comum de compostos polifenólicos na dieta humana e encontram-se omnipresentes nas plantas. Estão divididos em quatro subgrupos: Flavonas, Flavonol, Flavononas, Flavononol. Ácido cinâmico

(C6H5CHCHOOH) é um ácido branco cristalino, ligeiramente solúvel em água, obtido a partir de óleo de canela ou de bálsamos [139]

Comercialmente disponível como

A própolis está disponível no mercado mundial em diferentes formas, como cápsulas, pastilhas, tintura e creme e, recentemente, foram acrescentados à lista os enxaguantes bucais e as pastas de dentes

Implicações médicas

Atividade antimicrobiana da própolis

a. Atividade antibacteriana

Atividade antibacteriana da própolis e dos seus extractos contra estirpes Gram-positivas e Gram-negativas e descobriram que a própolis tinha atividade antibacteriana contra uma vasta gama de bastonetes Gram-positivos mas tinha uma atividade limitada contra bacilos Gram-negativos.

O extrato etanólico de própolis (EEP) foi eficaz contra bactérias anaeróbias. O EEP mostrou a maior eficácia contra estirpes de bacteróides e peptostreptococcus e foi ligeiramente menos eficaz contra os bastonetes Gram-positivos de Propionibacterium, Arachinia e Eubacterium. As estirpes de Clostridium foram as menos sensíveis ao PEE.[140] Foi observada atividade antibacteriana contra uma gama de cocos e bastonetes Gram-positivos comuns, para além do *Mycobacterium tuberculosis*, mas apenas uma atividade limitada contra bacilos Gram-negativos (Grange e Davey, 1990).[141] Aga et al (1994)[142] isolaram três compostos antimicrobianos da própolis brasileira e identificaram-nos como ácido 3,5 diprenil-4- hidroxicinâmico, ácido 3-prenil - 4- dihdrocinnamoloxicinâmico e 2,2- dimetil -6-carboxietil-2H-1- benzopirano. Suas respectivas atividades antimicrobianas contra *Bacillus cereus*, *Enterobacter erogenous* e *Arthroderma benhamiae* foram investigadas, eles descobriram que o primeiro composto mostrou a maior atividade e é provável que seja um dos principais compostos antimicrobianos na própolis brasileira.

b. Atividade anti-viral

Foi investigada a atividade *in vitro* do cafeato de 3-metil-but-2-enil isolado de botões de choupo contra o vírus *Herpes simplex* tipo 1. Descobriram que este composto, como um constituinte menor da própolis, reduz eficazmente o título do vírus e a síntese do ADN viral (Amoros et al., 1994)[143] . Verificou-se que o isopentil ferulado (isolado da própolis) inibiu significativamente a atividade infecciosa do vírus da gripe A1 Honey Kong (H3N2) *in vitro* (Serkedjieva et al., 1997).[144]

c. Atividade antifúngica

Ota et al (2001)[145] estudaram a atividade antifúngica da própolis em testes de sensibilidade em 80 estirpes de leveduras Candida: 20 estirpes de *Candida albicans*, 20 estirpes de *Candida tropicalis*, 20 estirpes de *Candida krusei* e 15 estirpes de *Candida guilliermondii*. As leveduras mostraram uma atividade antifúngica clara com a seguinte ordem de sensibilidade: *C. albicans*> *C. tropicalis*> *C. krusei*> *C. guilliermondii*. Os pacientes com próteses totais que utilizaram um extrato hidroalcoólico de própolis apresentaram uma diminuição do número de Candida.

Atividade Anti-protozoária e Anti-parasitária

Os extractos etanólico (EEP) e de dimetil-sulfóxido (DEP) de própolis foram activos contra o *Trypanosoma cruzi* (Higashi e de Castro, 1995).[146]

Atividade anti-inflamatória

Os efeitos do extrato etanólico (EEP) de própolis na inflamação crónica foram avaliados utilizando a artrite adjuvante do rato. No modelo animal de inflamação crónica, o índice de artrite foi suprimido pelos tratamentos com EEP (50 mg/ kg/dia e 100 mg/kg/dia, P.O.). Além disso, a fraqueza física, induzida pelo estado de doença crónica, foi melhorada de forma dependente da dose nos grupos tratados com EEP. O seu efeito analgésico, avaliado através do teste de "tail-flick", foi comparável ao da prednisolona (2,5 mg/kg/dia, P.O.) e do ácido acetil salicílico (100 mg/kg/dia, P.O.). No edema da pata traseira do rato com carragenina, que foi conduzido para testar os efeitos das subfracções do EEP, a subfracção de éter de petróleo (100 mg/kg, P.O.) mostrou um efeito inibitório no edema da pata, enquanto o EEP (200 mg/kg, P.O.) mostrou um efeito anti-inflamatório significativo às 3 e 4 horas após a injeção de carragenina. A partir destes resultados, concluíram que o extrato etanólico de própolis tinha efeitos anti-inflamatórios profundos em inflamações crónicas e agudas (Park e Kahng, 1999). [147]

Atividade antitumoral

O Artepillin C foi extraído da própolis brasileira. O artepillin C (ácido 3,5-diprenil-4-hidroxicinâmico) tem um peso molecular de 300,40 e possui atividade antibacteriana. Quando o artepillin C foi aplicado a células tumorais malignas humanas e murinas *in vitro* e *in vivo*, o artepillin C exibiu um efeito citotóxico e o crescimento das células tumorais foi claramente inibido. Verificou-se que o artepillin C causava danos significativos em células tumorais sólidas e leucémicas através do ensaio MTT, do ensaio de síntese de ADN e da observação morfológica *in vitro*. Quando xenoenxertos de células tumorais humanas foram transplantados para ratinhos nus, os efeitos citotóxicos do artepillin C foram mais visíveis no carcinoma e no melanoma maligno. A apoptose, a mitose abortiva e a necrose maciça combinadas foram identificadas por observação histológica após a injeção intratumoral de 500 g de artepillin C três vezes por semana. Para além da supressão do crescimento tumoral, verificou-se um aumento do rácio de células T CD4/CD8 e do número total de células T auxiliares. Estes resultados indicam que o artepillin C ativa o sistema imunitário e possui uma ação antitumoral direta (Kimoto et al., 1998).[148]

O PM-3 (ácido 3-[2-dimetil-8-(3-metil-2-butenil) benzopirano]-6-propenoico) isolado da própolis brasileira inibe marcadamente o crescimento de células de cancro da mama humano MCF-7. Este efeito foi associado à inibição da progressão do ciclo celular e à indução de apoptose. O tratamento das células MCF-7 com PM-3 prendeu as células na fase G1 e resultou numa diminuição dos níveis proteicos da ciclina D1 e da ciclina E. O PM-3 também inibiu a expressão da ciclina D1 a nível transcricional quando examinado em ensaios de luciferase do promotor da ciclina

D1. A indução de apoptose por PM-3 ocorreu 48 horas após o tratamento das células MCF-7. As células MCF-7 tratadas também apresentaram uma diminuição do nível da proteína do recetor de estrogénio (ER) e inibição da atividade do promotor do elemento de resposta ao estrogénio (ERE) (Luo et al., 2001).[149]

Efeitos protectores no cérebro:

Os radicais livres derivados do oxigénio têm sido implicados na patogénese da lesão cerebral após isquémia-reperfusão. O éster fenetílico do ácido cafeico (CAPE), um componente ativo do extrato de própolis, apresenta propriedades antioxidantes. Os efeitos da isquémia e da subsequente reperfusão no cérebro de ratos e os efeitos de dois sequestradores de radicais livres, o CAPE e o alfa-tocoferol, foram investigados no modelo in vivo de lesão cerebral. A isquémia foi induzida por oclusão bilateral das artérias carótidas durante 20 minutos e a reperfusão foi conseguida libertando a oclusão para restaurar a circulação durante 20 minutos. Os ratos de controlo foram submetidos a uma operação simulada. Foi administrado CAPE a 10 micromol kg(-1) ou alfatocoferol a 25 micromol kg(-1) por via intraperitoneal antes da reperfusão. A reperfusão levou a um aumento significativo da atividade da xantina oxidase e a níveis mais elevados de malondialdeído no cérebro. A administração aguda de CAPE e de alfa-tocoferol suprimiu a peroxidação lipídica e a lesão cerebral induzidas pela isquémia-reperfusão, mas o CAPE parece oferecer uma melhor vantagem terapêutica do que o alfa-tocoferol (Irmak et al., 2003).[150]

Implicações dentárias

Cicatrização de feridas

Um estudo realizado por Magro-Filho e Carvalho, 1994[151] analisou os efeitos do enxaguatório bucal de própolis no reparo de feridas cirúrgicas após sulcoplastia pela técnica de Kazanjian modificada. Os pacientes retornaram 7, 14, 30 e 45 dias após a cirurgia para avaliação citológica e clínica. Concluiu-se que:

(a) O enxaguatório bucal contendo própolis em solução aquosa de álcool auxiliou na reparação de feridas cirúrgicas intra-bucais e exerceu um pequeno efeito analgésico e anti-inflamatório.

(b) O veículo utilizado teve um efeito irritante ligeiro nas feridas cirúrgicas infra-bucais.

(c) A citologia esfoliativa mostrou epitelização das feridas cirúrgicas infra-bucais.

Eles também examinaram histologicamente os efeitos da aplicação tópica de própolis em alvéolos dentários e feridas cutâneas. Concluiu-se que a aplicação tópica de solução hidroalcoólica de própolis acelerou a reparação epitelial após a extração dentária, mas não teve qualquer efeito na cicatrização de feridas no alvéolo (Magro Filho e Carvalho, 1990).[152]

Própolis: Um novo e promissor meio de armazenamento após avulsão

Tanto a duração do tempo extra-alveolar como o tipo de meio de armazenamento são factores significativos que podem afetar o prognóstico a longo prazo dos dentes reimplantados.[137] Gopikrishna et al. (2008)[153] o potencial de um novo meio de armazenamento, a água de coco, em comparação com própolis, solução salina equilibrada de Hank (HBSS) e leite na manutenção de células viáveis do ligamento periodontal (PDL) em dentes avulsionados simulados. Setenta dentes humanos recém-extraídos foram divididos em 4 grupos experimentais e 2 grupos de controlo. Os controlos positivo e negativo corresponderam a tempos de secagem de 0 min e 8 h, respetivamente. Os dentes experimentais foram armazenados secos durante 30 min e depois imersos num dos 4 meios (água de coco, própolis, HBSS e leite). Os dentes foram então tratados com dispase grau II e colagenase durante 30 min. O número de células PDL viáveis foi contado com um hemocitómetro e analisado. A análise estatística mostrou que a água de coco manteve significativamente mais células PDL viáveis em comparação com própolis, HBSS ou leite. A água de coco pode ser usada como um meio de transporte superior para dentes avulsionados.

Como agente de capeamento da polpa

A própolis tem demonstrado possuir potentes propriedades antimicrobianas e anti-inflamatórias. As principais classes químicas presentes na própolis são os flavonóides, os fenólicos e outros compostos aromáticos diversos. Sabe-se que os flavonóides e o ácido cafeico presentes na própolis desempenham um papel importante na redução da resposta inflamatória, inibindo a via da lipoxigenase do ácido araquidónico. Os flavonóides e o ácido cafeico também ajudam o sistema imunitário, promovendo as actividades fagocíticas e estimulando a imunidade celular. A própolis também ajuda na formação de pontes de tecido duro; isto foi atribuído à propriedade da própolis, que demonstrou estimular vários sistemas enzimáticos, o metabolismo celular, a circulação e a formação de colagénio. Estes efeitos foram demonstrados como sendo o resultado da presença de arginina, vitamina C, provitamina A, complexo B e minerais vestigiais como cobre, ferro, zinco, bem como bioflavonóides. Todos estes factores da própolis contribuem para uma boa cicatrização das feridas. Para além da capacidade de cicatrização de feridas, o própolis é um bom agente antimicrobiano. Previne a divisão celular bacteriana, quebra a parede celular bacteriana e o citoplasma.[137]

Como irrigante intracanal

Al-Qathami e Al-Madi (2003)[154] compararam a eficácia antimicrobiana da própolis, do hipoclorito de sódio e da solução salina como irrigantes intracanais. Foram recolhidas amostras microbiológicas dos dentes imediatamente após o acesso ao canal e após a instrumentação e irrigação. Os resultados deste estudo indicaram que a própolis tem atividade antimicrobiana igual à do hipoclorito de sódio.

Como enxaguante bucal

Ozan et al. (2007)[155] efectuaram um estudo para comparar os efeitos de quatro soluções diferentes de elixir bucal contendo própolis e de elixir bucal contendo 0,2% de clorhexidina (CHX) nos microrganismos orais e nos fibroblastos gengivais humanos. O enxaguatório bucal contendo própolis foi preparado em quatro concentrações diferentes: 10, 5, 2,5 e 1%. Além disso, a CHX foi utilizada como grupo de controlo. Os efeitos antibacterianos das cinco soluções nos microrganismos orais foram testados e os seus efeitos citotóxicos nos fibroblastos gengivais humanos foram avaliados através do teste de difusão em ágar. Nestas concentrações, a eficácia das amostras de elixir bucal contendo própolis sobre os microrganismos orais não foi considerada tão eficaz como a CHX. Pelo contrário, as amostras revelaram-se menos citotóxicas para os fibroblastos gengivais humanos do que a CHX.

Como agente cariostático

Hayacibara et al. (2005)[156] avaliaram a influência da própolis na viabilidade dos estreptococos mutans, na atividade das glucosiltrans- ferases (GTFs) e no desenvolvimento de cáries em ratos. Os dados sugerem que a própolis é um agente anti-cárie potencialmente novo.

Na hipersensibilidade dentinária

Foi efectuado um ensaio clínico de própolis em mulheres durante quatro semanas. Vinte e seis indivíduos do sexo feminino com idades compreendidas entre os 16 e os 40 anos (média de 28 anos) foram incluídos no estudo. A própolis foi aplicada duas vezes por dia nos dentes com hipersensibilidade. A hipersensibilidade foi avaliada numa escala visual de 0 a 10 e por classificação ligeira, moderada e grave no início, após 1 e 4 semanas. Setenta por cento dos indivíduos apresentavam hipersensibilidade grave na linha de base. Na primeira recordação, 50% relataram hipersensibilidade moderada, 50% relataram hipersensibilidade ligeira na segunda recordação e 30% não tinham hipersensibilidade, enquanto apenas 19% tinham hipersensibilidade moderada. Concluiu-se que o própolis teve um efeito positivo no controlo da hipersensibilidade dentinária. Noutro estudo in vitro utilizando Microscópio Eletrónico de Varrimento (SEM), verificou-se que a própolis ocluiu os túbulos dentinários em ambas as aplicações de 60 e 120 s na dentina humana (Almas et al., 2001).[157]

No tratamento da periodontite

Toker et al. (2008)[158] analisaram as alterações morfométricas e histopatológicas associadas à periodontite experimental em ratos em resposta à administração sistémica de própolis. As alterações nos níveis de osso alveolar foram medidas clinicamente e os tecidos foram examinados histopatologicamente para avaliar as diferenças entre os grupos de estudo. A própolis reduziu significativamente a perda óssea relacionada com a periodontite. Os resultados deste estudo forneceram provas morfológicas e histológicas de que a própolis, quando administrada por via sistémica, impediu a perda óssea alveolar no modelo do rato.

No tratamento da estomatite de dentadura

A estomatite por dentadura apresenta-se como uma doença crónica em pacientes portadores de dentaduras, especialmente sob próteses maxilares. Apesar da existência de um grande número de agentes antifúngicos, o insucesso do tratamento é frequentemente observado. A própolis, um produto natural da abelha, possui atividades antifúngicas e anti-inflamatórias bem documentadas.[137] Santos et al. (2008)[159] avaliaram a eficácia clínica de uma nova formulação brasileira de gel de própolis em pacientes diagnosticados com estomatite por dentadura. Trinta usuários de prótese total com estomatite dentária foram incluídos neste estudo piloto. No início do estudo, a avaliação clínica foi realizada por um único clínico e foram fornecidas instruções para a higiene da prótese. Quinze pacientes receberam Daktarin (Miconazol gel) e 15 receberam gel de própolis brasileira. Todos os pacientes foram recomendados a aplicar o produto quatro vezes por dia durante uma semana. A avaliação clínica foi repetida pelo mesmo médico após o tratamento. Todos os pacientes tratados com gel de própolis brasileira e Daktarin apresentaram remissão clínica completa do edema e eritema palatino. Concluíram que esta nova formulação de gel de própolis brasileira teve eficácia comparável à do Daktarin e poderia ser uma alternativa tópica para o tratamento da estomatite protética.

Como medicamento intra-canal

Awawdeh et al. (2009)[160] avaliaram a eficácia da própolis e do hidróxido de cálcio como medicamento intracanal de curta duração contra Enterococcus faecalis. Concluíram que a própolis é muito eficaz como medicamento intracanal na eliminação rápida de E. faecalis ex vivo.

Efeito da própolis na estomatite aftosa recorrente

A estomatite aftosa recorrente (EAR) é uma doença comum, dolorosa e ulcerativa da cavidade oral de etiologia desconhecida. Não existe cura e os medicamentos visam reduzir a dor associada às úlceras através de aplicações tópicas ou reduzir a frequência dos surtos com medicamentos sistémicos, muitos dos quais com efeitos secundários graves.[137] Samet et al. (2007)[161] avaliaram o potencial de um produto para reduzir o número de surtos de úlceras da EAR. O própolis é um produto apícola usado em algumas culturas como tratamento para úlceras bucais. Neste estudo randomizado, duplo-cego e controlado por placebo, os pacientes foram designados para tomar 500 mg de própolis ou uma cápsula de placebo diariamente. Os indivíduos relataram uma frequência inicial de úlceras e foram contactados quinzenalmente para registar as recorrências. Os dados foram analisados para determinar se os indivíduos tinham uma diminuição de 50% na frequência dos surtos. Os dados indicaram uma redução estatisticamente significativa dos surtos no grupo do própolis. Os pacientes do grupo do própolis também relataram uma melhoria significativa na sua qualidade de vida. Este estudo demonstrou que o própolis é eficaz na redução do número de recorrências e na melhoria da qualidade de vida dos pacientes que sofrem de EAR.

Conclusão

A própolis é um dos poucos remédios naturais que tem mantido a sua popularidade durante um longo período de tempo. As moléculas farmacologicamente activas são os flavonóides, os ácidos fenólicos e os seus ésteres. Estes componentes têm múltiplos efeitos sobre bactérias, fungos e vírus. Além disso, a própolis e os seus componentes têm actividades anti-inflamatórias, imunomoduladoras e antitumorais. Atualmente, o própolis também pode ser utilizado no tratamento de aftas. O seu uso no desbridamento de canais para procedimentos endodônticos tem sido explorado. Devido à sua forte atividade anti-infecciosa, a própolis tem sido frequentemente chamada de "antibiótico natural". Muitos estudos demonstram o seu forte efeito inibidor sobre uma grande variedade de organismos patogénicos. O extrato de própolis possui atividade anti-placa e melhora a saúde gengival. O extrato pode ser utilizado como uma medida alternativa para prevenir problemas periodontais e gengivais.

Romã

Nome da planta medicinal: *Punica granatum L.*

Família: Punicaceae

Nome comum: Pomegranate [162]

A romã (Punica granatum L) é considerada um dos mais antigos frutos comestíveis conhecidos e simboliza a abundância e a prosperidade. Durante milhares de anos, muitas culturas acreditaram que a romã tem efeitos benéficos para a saúde, a fertilidade, a longevidade e o renascimento.[163]

A romãzeira cresce tipicamente entre 12 e 16 pés, tem muitos ramos espinhosos e pode ter uma vida extremamente longa, como comprovam as árvores em Versailles, França, conhecidas por terem mais de 200 anos. As folhas são brilhantes e em forma de lança, e a casca da árvore torna-se cinzenta à medida que a árvore envelhece. As flores são grandes, vermelhas, brancas ou variegadas e têm um cálice tubular que acaba por se transformar no fruto. O fruto maduro da romã pode ter até cinco centímetros de largura, com uma pele vermelha profunda e coriácea, tem forma de granada e é coroado pelo cálice pontiagudo. O fruto contém muitas sementes (arilos) separadas por um pericarpo branco e membranoso, e cada uma delas está rodeada por pequenas quantidades de sumo vermelho e ácido. A romã é nativa dos Himalaias, no norte da Índia, até ao Irão, mas tem sido cultivada e naturalizada desde tempos antigos em toda a região mediterrânica. Também se encontra na Índia e nas regiões mais áridas do Sudeste Asiático, nas Índias Orientais e na África tropical. A árvore também é cultivada pelos seus frutos nas regiões mais secas da Califórnia e do Arizona.[164]

Para além das suas utilizações históricas antigas, a romã é utilizada em vários sistemas de medicina para uma variedade de doenças. Na medicina ayurvédica, a romã é considerada "uma farmácia em si mesma" e é utilizada como um agente antiparasitário, um "tónico sanguíneo" e para curar aftas, diarreia e úlceras. A romã também serve como remédio para a diabetes no sistema de medicina Unani praticado no Médio Oriente e na Índia. As potenciais propriedades terapêuticas da romã são vastas e incluem o tratamento e a prevenção do cancro, doenças cardiovasculares, diabetes, problemas dentários, disfunção erétil e proteção contra a radiação ultravioleta (UV). Outras aplicações potenciais incluem a isquémia cerebral infantil, a doença de Alzheimer, a infertilidade masculina, a artrite e a obesidade.[162]

Componentes [162]

COMPONENTE VEGETAL	**CONSTITUINTES**
Sumo de romã	antocianinas;[8] glucose, ácido ascórbico;[9] ácido elágico, ácido gálico, ácido cafeico;[10] catequina, EGCG;[11] quercetina, rutina;[13] numerosos minerais, nomeadamente ferro;[13] aminoácidos
Óleo de semente de romã	95 por cento de ácido púnico;[14] outros constituintes, incluindo ácido elágico;[10] outros ácidos gordos;[14] esteróis[15]

Pericarpo de romã (casca, crosta)	punicalaginas fenólicas; ácido gálico e outros ácidos gordos;[10] catequina, EGCG;[11] quercetina, rutina e outros flavonóis;[13] flavonas, flavononas;[16] antocianidinas[17]
Folhas de romã	taninos (punicalina e punicafolina); e glicósidos de flavonas, incluindo a luteolina e a apigenina[16]
Flor de romã	ácido gálico, ácido ursólico;[18] triterpenóides, incluindo ácido maslínico e asiático;[19] outros constituintes não identificados
Raízes e casca de romã	elagitaninos, incluindo a punicalina e a punicalagina;[30] numerosos alcalóides piperidínicos[31]

Comercialmente disponível como

Como elixir bucal

Como pasta de dentes

Como gel de romã

Implicações médicas

Mecanismos anti-oxidantes

Um ensaio in vitro utilizando quatro métodos de teste distintos demonstrou que o sumo de romã e os extractos de sementes têm 2-3 vezes a capacidade antioxidante do vinho tinto ou do chá verde.[165] Foi demonstrado que os extractos de romã eliminam os radicais livres e diminuem o stress oxidativo dos macrófagos e a peroxidação lipídica em animais e aumentam a capacidade antioxidante do plasma em humanos idosos.[166]

A investigação em seres humanos demonstrou que um sumo feito a partir da polpa da romã (PPJ) tem uma capacidade antioxidante superior à do sumo de maçã. Utilizando o ensaio FRAP (poder redutor/antioxidante férrico), Guo et al descobriram que 250 ml de PPJ por dia, durante quatro semanas, administrados a idosos saudáveis, aumentaram a capacidade antioxidante do plasma de 1,33 mmol para 1,46 mmol, enquanto os indivíduos que consumiram sumo de maçã não registaram um aumento significativo da capacidade antioxidante. Além disso, os indivíduos que consumiram o PPJ apresentaram uma diminuição significativa do teor plasmático de carbonilo (um biomarcador da deficiência da barreira oxidante/antioxidante em várias doenças inflamatórias) em comparação com os indivíduos que tomaram sumo de maçã. Os valores plasmáticos de vitamina E, ácido ascórbico e glutatião reduzido não diferiram significativamente entre os grupos, o que levou os investigadores a concluir que os fenólicos da romã podem ser responsáveis pelos resultados observados.[166]

Mecanismo anti-carcinogénico

Ensaios in vitro utilizando três linhas de células de cancro da próstata (DU-145, LNCaP e PC-3) demonstraram que vários extractos de romã (sumo, óleo de sementes, casca) inibem potentemente a invasão e a proliferação das células do cancro da próstata, causam perturbações no ciclo celular, induzem a apoptose e inibem o crescimento do tumor. Estes estudos também demonstraram que as combinações de extractos de romã de diferentes partes do fruto eram mais eficazes do que qualquer extrato isolado.[162]

Num ensaio clínico de fase II, aberto, realizado em 46 homens com cancro da próstata recorrente, 16 pacientes (35%) apresentaram uma diminuição significativa dos níveis séricos de antigénio específico da próstata (PSA) (média=27%) durante o tratamento com oito onças de sumo de romã. Os ensaios in vitro correspondentes, utilizando o plasma e o soro dos pacientes, demonstraram uma diminuição significativa da proliferação da linha celular do cancro da próstata e um aumento da apoptose. A preservação do óxido nítrico através da ingestão de polifenóis de romã correlacionou-se significativamente com valores mais baixos de PSA. Estes resultados indicam que a romã pode afetar o cancro da próstata devido aos seus efeitos antiproliferativos, apoptóticos, antioxidantes e possivelmente anti-inflamatórios.[167] Investigações recentes também indicam que os constituintes da romã inibem a angiogénese através da regulação negativa do fator de crescimento endotelial vascular no cancro da mama MCF-7 e nas linhas celulares endoteliais da veia umbilical humana.[162]

Mecanismos anti-inflamatórios

Foi demonstrado que o óleo de semente de romã prensado a frio (CPSO) inibe as enzimas ciclo-oxigenase e lipoxigenase in vitro. A ciclo-oxigenase, uma enzima chave na conversão do ácido araquidónico em prostaglandinas (importantes mediadores inflamatórios), foi inibida em 37% por um extrato de óleo de semente de romã prensado a frio (CPSO). A lipoxigenase, que catalisa a conversão do ácido araquidónico em leucotrienos, também mediadores-chave da inflamação, foi inibida em 75% por um extrato de óleo de semente de romã prensado a frio (CPSO). Em comparação, um extrato de sumo de romã fermentado (FPJ) resultou numa inibição de 23,8 por cento da lipoxigenase in vitro.[162]

Um outro estudo in vitro que pode ter implicações de longo alcance para as pessoas que sofrem de osteoartrite (OA) demonstrou que o extrato de fruto de romã (PFE) tem um efeito inibidor significativo e alargado nas metaloproteinases da matriz (MMPs), um subgrupo de enzimas colagenase expressas em níveis elevados nas articulações artríticas e envolvidas na renovação, degradação e ca- tabolismo da matriz extracelular das articulações. Em condrócitos de osteoartrite femoral humana (OA) pré-tratados, o extrato de fruto de romã (PFE) inibiu a destruição de proteoglicanos induzida por IL-1beta, a expressão de MMPs a nível celular e a fosforilação e ativação de proteínas quinases activadas por mitogénio (moléculas de transdução de sinal envolvidas na expressão de MMPs). A supressão da expressão de MMP em culturas de condrócitos da osteoartrite (OA) pelo PFE sugere que os constituintes da romã previnem a degradação do colagénio e podem inibir a destruição da articulação em doentes com osteoartrite (OA).[168]

Hipertensão

Um pequeno ensaio clínico demonstrou que o sumo de romã (PJ) inibe a ECA sérica e reduz a pressão arterial sistólica em doentes hipertensos. Dez indivíduos hipertensos (idades 62-77; sete homens e três mulheres) receberam 50 ml/dia de sumo de romã (PJ) contendo 1,5 mmol de polifenóis totais durante duas semanas. Dois dos sete pacientes eram também diabéticos e dois eram hiperlipidémicos. Sete dos 10 indivíduos (70%) registaram uma diminuição média de 36% na atividade sérica da ECA e uma pequena, mas significativa, diminuição de 5% na pressão arterial sistólica.[169]

Perfusão do miocárdio

Num ensaio em dupla ocultação, aleatório e controlado por placebo, 39 doentes receberam 240 ml de PJ (teor de polifenóis não especificado) (n=23) ou uma bebida desportiva de cor, sabor e teor calórico semelhantes, diariamente, durante três meses (n=16). Embora tanto os doentes do grupo de controlo como os do grupo tratado tenham demonstrado níveis semelhantes de isquemia induzida pelo esforço no início do estudo, aos três meses a isquemia induzida pelo esforço aumentou no grupo do placebo (de 5,9±4,3 para 7,1±5,5), mas diminuiu no grupo do tratamento (de 4,5±3,1 para 3,7±3,7). Além disso, os episódios de angina aumentaram 38% no grupo do placebo, mas diminuíram 50% no grupo de tratamento (uma alteração líquida de 88%). Estes resultados demonstram uma redução da isquemia miocárdica e uma melhoria da perfusão miocárdica (medida pela isquemia induzida pelo esforço) em doentes que consumiram 170 sumos de romã.

Diabetes

Num modelo animal de diabetes, Huang et al demonstraram o efeito favorável do extrato de flor de romã (PFLE) nos perfis lipídicos e na fibrose cardíaca de ratos diabéticos gordos Zucker. Rosenblat et al investigaram o efeito de 50 mL/dia de sumo de romã (PJ) durante três meses no stress oxidativo, açúcar no sangue e perfis lipídicos em 10 doentes diabéticos de tipo 2 (história de diabetes durante 4-10 anos) e 10 controlos saudáveis (idades 35-71).[171]

Nos doentes diabéticos, os níveis de triglicéridos eram 2,8 vezes superiores, o colesterol HDL era 28% inferior e os valores de hemoglobina A1C (HbA1C) eram 59% superiores aos dos doentes de controlo. A insulina era apenas ligeiramente mais baixa nos doentes do que nos controlos, e o péptido C (um metabolito pró-insulina marcador da insulina segregada endogenamente) era ligeiramente mais elevado nos doentes diabéticos do que nos controlos saudáveis na linha de base (indicando uma ligeira hiperinsulinemia). O consumo de sumo de romã (PJ) durante três meses não afectou significativamente os valores de triglicéridos, colesterol HDL, HbA1C, glicose ou insulina, mas reduziu os valores séricos de péptido C em 23% em comparação com a linha de base em doentes diabéticos - um sinal de melhoria da sensibilidade à insulina.

O consumo de sumo de romã (PJ) também reduziu significativamente o stress oxidativo nos doentes diabéticos, como evidenciado por uma redução de 56% nos peróxidos lipídicos e uma redução de 28% no TBARS em comparação com os níveis séricos de base. Além disso, foi observada uma diminuição de 39%

na absorção de LDL oxidado por macrófagos derivados de monócitos humanos (um desenvolvimento precoce na formação de células espumosas e aterogénese) em pacientes diabéticos após o consumo de sumo de romã (PJ). Os investigadores concluíram que, apesar dos açúcares naturalmente presentes no sumo de romã, o seu consumo não afectou negativamente os parâmetros diabéticos, mas teve um efeito significativo na aterogénese através da redução do stress oxidativo.[171]

Doença de Alzheimer

As propriedades neuroprotectoras dos polifenóis da romã foram avaliadas num modelo animal da doença de Alzheimer. Os ratinhos transgénicos com patologia semelhante à doença de Alzheimer tratados com sumo de romã (PJ) apresentaram uma acumulação de amiloide-beta solúvel 50% inferior e uma menor deposição de amiloide no hipocampo do que os ratinhos que consumiram água açucarada, o que sugere que o sumo de romã (PJ) pode ser neuroprotector. Os animais também demonstraram uma melhor aprendizagem das tarefas do labirinto aquático e nadaram mais depressa do que os animais de controlo.[162]

Obesidade

O extrato de flor de romã (PFLE) (400 ou 800 mg/kg/dia) administrado a ratos obesos hiperlipidémicos durante cinco semanas provocou uma diminuição significativa do peso corporal, da percentagem de peso das almofadas adiposas, do consumo de energia e dos rácios de colesterol sérico, triglicéridos, glicose e colesterol total/HDL. Também se observou uma diminuição do apetite e da absorção intestinal de gorduras, melhorias mediadas em parte pela inibição da atividade da lipase pancreática.[162]

Infecções bacterianas

Os únicos ensaios humanos que examinaram as propriedades antibacterianas dos extractos de romã centraram-se nas bactérias orais. No entanto, vários ensaios in vitro demonstram a sua atividade bacteriocida contra vários organismos altamente patogénicos e por vezes resistentes aos antibióticos. Investigadores brasileiros avaliaram o efeito sinérgico de um extrato metanólico de P. granatum com cinco antibióticos em 30 isolados clínicos de Staphylococcus aureus resistente à meticilina (MRSA) e S. aureus sensível à meticilina.75 Os antibióticos testados foram o cloranfenicol, a gen- tamicina, a ampicilina, a tetraciclina e a oxacilina. Embora tenha sido observada uma atividade sinérgica entre o extrato de romã e os cinco antibióticos nos isolados de S. aureus, a sinergia com a ampicilina foi a mais pronunciada. Uma combinação dos dois aumentou o tempo de retardamento do crescimento bacteriano em três horas (em relação à ampicilina isolada) e foi também bacteriocida, como evidenciado por uma redução de 72,5% nos organismos sensíveis à meticilina e uma redução de 99,9% no MRSA. Com base em investigações anteriores76 e nos resultados deste estudo, pensa-se que o elagitanino, a punicalagina, é o principal constituinte responsável pelos efeitos antibacterianos observados. Outro organismo que pode causar doenças significativas nos seres humanos é a Escherichia coli entero-hemorrágica (E. coli O157:H7), que pode apresentar-se com diarreia, colite hemorrágica, púrpura trombocitopénica e síndrome urémica hemolítica. P. granatum e sete outros extractos de plantas medicinais tailandesas foram testados quanto à sua atividade in vitro contra E. coli O157:H7. Um PPE etanólico, um dos dois extractos mais eficazes contra E. coli O157:H7, demonstrou ser bacteriostático e bacteriocida, indicando que o PPE pode ser um tratamento adjuvante eficaz para a infeção por E. coli O157:H7.[172]

Implicações dentárias

Verificou-se que as aplicações tópicas de preparações de romã são particularmente eficazes para controlar a inflamação oral, bem como as contagens de bactérias e fungos na doença periodontal e na estomatite de dentadura associada à Candida.[162]

Placa dentária

Um extrato hidroalcoólico do fruto de Punica granatum (HAEP) foi investigado quanto ao seu efeito antibacteriano nos microrganismos da placa dentária. Sessenta pacientes saudáveis (33 mulheres/27 homens; idades entre 9 e 25 anos) com aparelhos ortodônticos fixos foram divididos aleatoriamente em três grupos de 20: (1) grupo de controlo que enxaguou com 15 ml de água destilada; (2) um grupo que enxaguou com 15 ml de clorexidina, um enxaguante bucal antiplaca padrão; e (3) um grupo que enxaguou com uma solução de 15 ml de HAEP. A duração do enxaguamento foi de um minuto e o material da placa dentária foi recolhido de cada doente antes e depois do enxaguamento. As amostras foram diluídas e colocadas em placas de ágar Meuller-Hinton e incubadas a 37° C durante 48 horas. O HAEP diminuiu o número de unidades formadoras de colónias (UFC) de bactérias da placa dentária em 84%, comparável à clorexidina (79% de inibição), mas significativamente melhor do que o enxaguamento de controlo (11% de inibição). Tanto o HAEP como a clorexidina foram eficazes contra espécies de Staphylococcus, Streptococcus, Klebsiella e Proteus, bem como E. coli. Pensa-se que a elagitanina, punicalagina, é a fração responsável pela atividade antibacteriana da romã.[173]

Estudos clínicos sobre a gengivite

A gengivite é uma inflamação das gengivas em resposta aos biofilmes de placa bacteriana que aderem às superfícies dos dentes. Se não for tratada, a gengivite pode progredir para doença periodontal e subsequente perda de dentes. Existe um incentivo à utilização de preparações alternativas à base de plantas como adjuvante da terapia mecânica na prevenção e tratamento da gengivite, devido aos riscos para a saúde impostos pela utilização prolongada de preparações químicas e farmacêuticas e à falta de cuidados dentários disponíveis nos países menos desenvolvidos. Os resultados de um estudo clínico aleatório de 40 pacientes com gengivite crónica mostraram que foram obtidas melhorias significativas no grupo que utilizou um gel de extrato de romã juntamente com desbridamento mecânico durante 7 dias, quando comparado com os pacientes que utilizaram apenas o gel de controlo ou o desbridamento mecânico durante o período de teste de 7 dias[174] . Outro ensaio clínico humano controlado por placebo com 32 jovens adultos examinou as medidas salivares relevantes para a saúde oral e a gengivite após a utilização de um elixir bucal com extrato de romã três vezes por dia durante 4 semanas ou um elixir com placebo.[175] Comparativamente ao grupo de controlo, os participantes que utilizaram o bochechos com extrato de romã apresentaram uma redução das proteínas totais associadas à presença de bactérias formadoras de placa bacteriana, uma redução das actividades relacionadas com a lesão celular, uma redução dos níveis da enzima alfa-glucosidase, que degrada a sacarose, e um aumento da atividade da enzima ceruloplasmina, que protege contra o stress oxidativo oral. Com base nestes resultados, os autores sugerem a possibilidade de utilizar extractos de romã em produtos de saúde oral, como pastas de dentes e elixires.[176]

Doença periodontal

Um estudo preliminar e de acompanhamento efectuado por um grupo de investigadores tailandeses investigou o efeito de pastilhas biodegradáveis impregnadas com pericarpo de Centella asiatica e P. granatum na doença periodontal em 20 pacientes com bolsas gengivais com uma profundidade de 5-8 mm. Foi efectuado um exame inicial, seguido de alisamento radicular e destartarização dos dentes alvo. Seguiu-se a colocação subgengival das pastilhas medicadas (grupo de tratamento) e das pastilhas não medicadas (grupo placebo/controlo), e a profundidade da bolsa, o nível de fixação, a hemorragia e os índices gengivais e de placa foram medidos no início e após três e seis meses. Todos os locais de tratamento demonstraram uma tendência para a diminuição da placa bacteriana e foram registadas melhorias significativas na profundidade da bolsa e no nível de fixação aos três meses, em comparação com o placebo.[177]

No estudo de acompanhamento, 15 pacientes que tinham completado a terapia periodontal padrão, mas que ainda apresentavam profundidades de bolsa de 5-8 mm, foram implantados com os mesmos chips medicados. Os mesmos parâmetros foram medidos novamente na linha de base e após três e seis meses, mas os investigadores mediram também os marcadores inflamatórios interleucina 1B (IL-1B) e IL-6. Registou-se uma melhoria significativa em todos os parâmetros medidos de novo e confirmada por reduções significativas de IL-1B e IL-6 aos três e seis meses, em comparação com a linha de base.[178]

Estomatite de dentadura

Os principais factores etiológicos da estomatite por dentadura são a má higiene oral, a inflamação causada por dentaduras mal ajustadas e a infeção por Candida, que se manifesta por inchaço, dor, ardor na boca e úlceras aftosas. Num estudo aleatório e duplamente cego de 60 indivíduos (idades 19-62) com candidíase confirmada através de exame micológico, o efeito de um extrato de casca de P. granatum em gel (GPBE) foi avaliado quanto ao seu efeito na cicatrização de lesões orais e efeito fungicida direto. Os pacientes foram divididos aleatoriamente em dois grupos de 30: um recebeu gel oral de miconazol (uma terapia padrão) e o outro usou GPBE, ambos três vezes por dia durante 15 dias. Os géis foram aplicados nas superfícies orais. As dentaduras foram removidas e limpas todas as noites e depois escovadas com os géis orais correspondentes. Todos os indivíduos relataram uma melhoria dos sintomas e da saúde oral em geral. Os sintomas clínicos dos que utilizaram miconazol foram ligeiramente melhores (27/30 melhoria satisfatória) em comparação com o GPBE (21/30 melhoria satisfatória). A eliminação da infeção por Candida foi aproximadamente a mesma em ambos os grupos (25/30 no grupo do miconazol e 23/30 no grupo do GPBE).[179]

Curiosamente, apesar da colocação aleatória dos sujeitos, houve três vezes mais sujeitos com bons resultados de higiene oral no grupo do miconazol em comparação com o grupo do GPBE, possivelmente explicando os resultados superiores observados pela terapia com miconazol. Além disso, uma vez que o passo inicial no desenvolvimento da estomatite dentária por Candida é a aderência dos organismos às dentaduras e o gel de miconazol era mais pegajoso do que o GPBE, a duração do contacto do miconazol foi mais longa. Um GPBE mais pegajoso pode resultar numa melhor resposta clínica.[179]

Segurança

Desde tempos imemoriais, não foram registados quaisquer efeitos adversos do consumo de romã e dos seus constituintes. Além disso, os estudos em animais não registaram quaisquer toxicidades nas doses convencionalmente utilizadas no sistema de medicina convencional. Mesmo as análises histopatológicas do extrato de romã, a punicalagina, não revelaram quaisquer efeitos tóxicos. Os ensaios em seres humanos que utilizaram doses de extractos de frutos de romã até 1 420 mg / dia (870 mg de equivalentes de ácido gálico), durante 28 dias, não registaram quaisquer alterações adversas nos valores laboratoriais do sangue ou da urina. Um outro estudo em 10 pacientes com estenose da artéria carótida demonstrou que o consumo de PJ (121 mg / L de equivalentes de EA) durante três anos não teve qualquer efeito tóxico na análise química do sangue para a função renal, hepática e cardíaca.[164]

Conclusão

Uma explosão de interesse pelas numerosas propriedades terapêuticas da Punica granatum durante a última década conduziu a numerosos ensaios in vitro, em animais e clínicos. A romã é um potente antioxidante, superior ao vinho tinto e igual ou superior ao chá verde. Além disso, as propriedades anticarcinogénicas e anti-inflamatórias sugerem a sua possível utilização como terapia ou adjuvante na prevenção e tratamento de vários tipos de cancro e doenças cardiovasculares. Devido às suas propriedades antimicrobianas, a romã pode ajudar a prevenir infecções por agentes patogénicos dentários, E. coli O157:H7 patogénica e organismos resistentes a antibióticos.

No entanto, o efeito da romã sobre os agentes patogénicos bacterianos só foi testado in vitro, sendo necessários ensaios em seres humanos para refutar ou fundamentar qualquer efeito clínico. A possibilidade de os extractos de romã poderem também ter um efeito em vários outros processos patológicos, como a doença de Alzheimer, a osteoartrite, a lesão cerebral neonatal, a infertilidade masculina e a obesidade, sublinha a necessidade de mais investigação clínica. Atualmente, estão em curso numerosos ensaios clínicos que exploram o potencial terapêutico dos extractos de romã.

Trifala

Triphala é uma formulação tradicional ayurvédica à base de plantas que consiste nos frutos secos de três plantas medicinais Terminalia chebula Retz. (Haritaki), Terminalia bellerica Roxb. (Bibhitaki) e Emblica officinalis Gaertn. (Amalaki), também conhecidas como "três mirobalanos". Triphala significa "três" [tri] "frutos" [phala].[180]

Haritaki

Nome latino - Terminalia chebula Linn.
Família - Combretaceae
Nome clássico - Haritaki
Sinónimos em sânscrito - Haritaki, Pathya, Abhaya, Avyatha, Vayastha, Haimavati, Shiva Nome em hindi - Harre, Harad
Nome inglês - Chebulic Myrobalan [181]
(Ingrediente químico individual: Taninos, antraquinonas e compostos polifenólicos). [182]

A Terminalia chebula é uma espécie de planta pertencente ao género Terminalia, família Combretaceae. O fruto da árvore tem sido utilizado desde a antiguidade como medicamento tradicional para combater várias doenças humanas. *A Terminalia chebula* tem sido amplamente utilizada na medicina ayurvédica, unani e homeopática, tendo-se tornado um centro de interesse da medicina moderna. *A Terminalia chebula* é rica em tanino. Os principais constituintes do tanino são o ácido chebulico, o ácido chebulágico, a corilagina e o ácido gálico. *A Terminalia chebula* apresenta uma atividade anti-bacteriana contra várias espécies de bactérias patogénicas humanas Gram-positivas e Gram-negativas. Apresenta também propriedades antifúngicas e antivirais. Apresenta igualmente uma atividade anti-mutagénica/anti-carcinogénica, uma atividade antioxidante, uma atividade adaptogénica e anti-anafilática, uma atividade imunomoduladora, uma atividade citoprotectora e uma atividade radioprotectora. É também eficaz na hipolipidemia/hipercolesterolemia, melhorando a motilidade gastrointestinal com atividade antiespasmódica, diabetes, retinopatia e cicatrização de feridas. [182]

Bibhitaki

Nome latino - Terminalia bellerica Roxb.
Família - Combretaceae
Nome clássico - Bibhitaka
Sinónimos em sânscrito - Aksha, Kaliphala, Bhutavasa, Kalidruma, Karnaphala
Nome hindi - Bahera, Baherha
Nome inglês - Belleric Myrobalan [181]
(Componentes químicos individuais: ácido gálico, ácido tânico e glicosídeos).[182]

A Terminalia bellerica Roxb. (Combretaceae), vulgarmente conhecida como "mirobálano belérico" e localmente como "bahera", é uma árvore de folha caduca de grande porte, que se encontra em toda a Ásia Central e em algumas outras partes do mundo. O seu fruto é utilizado na medicina popular para tratar a asma, o cancro, as cólicas, a diarreia, a disúria, a dor de cabeça, a hipertensão, as inflamações e a dor. A planta contém termilignan, thannilignan, anolignan B, ácido gálico, ácido elágico, P-sitosterol, arj ungenin, ácido belérico, bellericosidem, flavonóides e taninos. *A T. Belerica* possui propriedades antioxidantes, antiespasmódicas, broncodilatadoras, hipercolesterolémicas, antibacterianas, cardioprotectoras, hepatoprotectoras, hipoglicémicas e hipotensoras.[183]

Amalaki

Nome latino - Emblica officinalis Gartn.
Família - Euphorbiaceae
Nome clássico - Amalaki, Dhatri

Sinónimos em sânscrito - Amalaki, Dhatri, Vyastha
Nome em hindi - Awala, Amla, Aonla
Nome inglês - Indian gooseberry [181]
(Ingrediente químico individual: Vitamina C, caroteno, ácido nicotínico, riboflavina e taninos).[182]
O Amalaki é conhecido pelo nome botânico *Emblica officinalis* e também conhecido em sânscrito como Dhatri (A enfermeira), que é uma referência às suas incríveis propriedades curativas. O amalaki pode ser tomado individualmente em pó, numa decocção ou como um doce. A fruta Amalaki é conhecida por ser um dos melhores rasayanas da Ayurveda, com propriedades anti-oxidantes e anti-envelhecimento. Tem o seu papel benéfico no cancro, diabetes, tratamento do fígado, problemas cardíacos, úlcera, anemia e várias outras doenças. De igual modo, tem aplicação como agente imunomodulador, antipirético, analgésico, citoprotector, antitússico e gastroprotector. Além disso, é útil para melhorar a memória, distúrbios oftálmicos e reduzir o nível de colesterol. Também é útil na neutralização do veneno de cobra e como agente antimicrobiano contra *Escherichia coli, K. ozaenae, Klebsiella pneumoniae, Proteus mirabilis, Pseudomonas aeruginosa, S. paratyphi A, S. paratyphi B* e *Serratiamarcescens*. O medicamento não apresenta quaisquer efeitos secundários, mesmo após uma utilização prolongada.[184]
O Triphala é um medicamento amplamente utilizado em muitas doenças devido às suas várias actividades farmacológicas. O triphala é uma das preparações ayurvédicas mais utilizadas. A formulação consiste geralmente em proporções iguais de pericarpos destes mirobalanos.
A Triphala foi descrita no antigo texto ayurvédico como um Tridoshic Rasayana, um agente terapêutico com efeitos equilibradores e rejuvenescedores nos três humores ou elementos constitucionais da Ayurveda vata, pitta e kapha. A Terminalia chebula Retz e a Terminalia bellerica Roxb têm uma energia quente, enquanto a Emblica officinalis Gaertn. tem uma natureza fria. Triphala, sendo uma combinação dos três, é portanto equilibrada, tornando-a útil como uma fórmula de limpeza interna e desintoxicação. É considerado um importante Rasayana e um bom purgante na medicina Ayurvédica. A receita deste suplemento tradicional à base de plantas é descrita nos textos tradicionais indianos, o Charaka e o Susruta Samhita.[181]
O Triphala é utilizado na medicina ayurvédica para tratar uma variedade de doenças e também faz parte de muitas outras formulações ayurvédicas. As condições para as quais o Triphala é utilizado incluem dores de cabeça, dispepsia, obstipação, problemas hepáticos, ascite e leucorreia. É também utilizada como um purificador do sangue que pode melhorar as faculdades mentais e possui propriedades anti-inflamatórias, analgésicas, anti-artríticas, hipoglicémicas e anti-envelhecimento.[185] A T. chebula, que actua como agente anticárie, inibe fortemente as agregações induzidas por sacarose ou glucano de S. mutans[186] e fortalece as gengivas, previne e trata várias doenças da boca, tais como cáries dentárias, gengivite esponjosa e sangrenta e estomatite.[180]

Componentes

Taninos

Tanino é um nome descritivo geral para um grupo de substâncias fenólicas poliméricas capazes de curtir couro ou precipitar gelatina a partir de solução, uma propriedade conhecida como adstringência. Muitas actividades fisiológicas humanas, como a estimulação das células fagocíticas, a atividade tumoral mediada pelo hospedeiro e uma vasta gama de acções anti-infecciosas, foram atribuídas aos taninos. Uma das suas acções moleculares é a complexação com proteínas através das chamadas forças não específicas, como a ligação de hidrogénio e os efeitos hidrofóbicos, bem como pela formação de ligações covalentes. Assim, o seu modo de ação antimicrobiana pode estar relacionado com a sua capacidade de inativar adesinas microbianas, enzimas e proteínas de transporte do envelope celular.[187]

Quinones

As quinonas são anéis aromáticos com duas substituições de cetona. Estão omnipresentes na natureza e são carateristicamente altamente reactivas. O potencial redox individual de um determinado par quinina-hidroquinona é muito importante em muitos sistemas biológicos. A vitamina K é uma naftoquinona complexa com atividade anti-hemorrágica. Para além de constituírem uma fonte de radicais livres estáveis, sabe-se que as quinonas se complexam de forma irreversível com aminoácidos nucleofílicos das proteínas, conduzindo frequentemente à inativação da proteína e à perda de função. Por esta razão, a gama potencial de efeitos antimicrobianos das quininas é grande. Os alvos prováveis na célula microbiana são as adesinas expostas à superfície, os polipéptidos da parede celular e as enzimas ligadas à membrana. As quinonas podem também tornar os substratos indisponíveis para o microrganismo.[187]

Flavonas, flavonóides e flavonóis

As flavonas são estruturas fenólicas que contêm um grupo carbonilo (por oposição aos dois carbonilos das quinonas). A adição de um grupo 3-hidroxilo dá origem a um flavonol. Os flavonóides são também substâncias fenólicas hidroxiladas, mas apresentam-se como uma unidade C6-C3 ligada a um anel aromático. Uma vez que se sabe que são sintetizados pelas plantas em resposta a uma infeção microbiana, não é de surpreender que se tenha verificado *in vitro* que são substâncias antimicrobianas eficazes contra uma vasta gama de microrganismos. A sua atividade deve-se provavelmente à sua capacidade de se complexar com proteínas extracelulares e solúveis e de se complexar com as paredes celulares bacterianas. Os flavonóides mais lipofílicos podem também romper as membranas microbianas. Estes compostos demonstraram inibir o *Vibrio cholera O1, a Shigella e o Streptococcus mutansin vitro*. Foi também demonstrada a inibição de glucosiltransferases bacterianas isoladas em *S. mutans* e a redução das cáries de fissura em cerca de 40%. [187]

Ácido gálico

O ácido gálico é um fitoconstituinte comum presente nas três ervas utilizadas na Triphala. É relatado que possui atividade hepatoprotectora e antioxidante. Também suprime o crescimento de células cancerígenas.[188]

Vitamina C

O sumo do fruto de *Emblica officinalis* (EO) contém o teor mais elevado de vitamina C (478,56 mg/100 mL). O fruto, quando misturado com outros frutos, aumentou a sua qualidade nutricional em termos de teor de vitamina C. A vitamina C no OE é responsável por aproximadamente 45-70% da atividade antioxidante.[184] Foram relatadas evidências da relação entre a vitamina C e a doença periodontal. Em caso de deficiência de vitamina C, pode ocorrer uma hemorragia gengival significativa. A vitamina C, juntamente com os bioflavonóides, ajuda a acelerar a cicatrização.
processo.

Comercialmente disponível como

Triphala em comprimidos, Triphala choorna

Formulação de choornam: Trata-se de uma forma de pó fino seco do medicamento choornam, que pode ser utilizado tanto a nível interno como externo.

Forma de decocção: Esta forma pode ser utilizada como colírio ou elixir bucal.[182]

Implicações médicas

Atividade anti-oxidante da Triphala

O triphala é eficaz na inibição dos danos induzidos pela radiação Y nos lípidos microssomais e no ADN do plasmídeo pBR 322. A trifala é rica em polifenóis (38±3%) e taninos (35±3%). O conteúdo polifenólico da trifala é responsável pela capacidade antioxidante e radioprotectora, reduzindo o stress oxidativo através da conversão de radicais livres de oxigénio reactivos em produtos não reactivos. A trifala previne significativamente o stress oxidativo induzido pelo frio. O stress oxidativo induzido pelo frio é medido pela peroxidação lipídica (LPO), pela superóxido dismutase enzimática (SOD), pela catalase (CAT) e pelo estado anti-oxidação não enzimático (vitamina C). A administração de Triphala (1g/Kg/peso corporal/48 dias) previne o stress oxidativo induzido pelo frio e a elevação dos níveis de LPO e de corticosterona. A propriedade antioxidante pode ser correlacionada com a prevenção do stress oxidativo induzido pelo frio. A triphala e os ingredientes individuais da triphala inibem eficazmente a formação de quebra de cadeia induzida pela radiação Y no ADN plasmídico. Inibem a peroxidação lipídica induzida pela radiação e possuem a capacidade de eliminar radicais livres como o DPPH e o superóxido. A mistura de Triphala é mais eficaz porque possui a atividade combinada dos três ingredientes. A atividade de eliminação do radical superóxido do triphala utilizando a atividade da xantina e da xantina oxidase mostrou que, para além de reagir com o radical superóxido, o triphala também inibiu a formação de ácido úrico. A trifala é rica em fenóis/polifenóis (38±3%), taninos (35±3%) e os flavonóides estão ausentes. A análise por HPLC revelou que o teor de ácido gálico era de 73±5 mg/g e aumentou para 150±5mg/g após hidrólise ácida.

Triphala contra o stress

A suplementação com Triphala tem um efeito protetor contra o stress. A administração de Triphala durante 48 dias (1g/kg/peso corporal do animal) previne o stress provocado pelo frio, induzindo anomalias comportamentais e bioquímicas, como o aumento da imobilização, com diminuição do comportamento de criação, de higiene e de deambulação, aumento significativo da peroxidação lipídica (LPO) e dos níveis de corticosterona. O Triphala previne as alterações induzidas pelo stress sonoro na resposta imunitária mediada por células e antioxidante em ratos. As alterações induzidas pelo stress sonoro a 100 dB durante 4 horas/d/15 dias foram controladas por Triphala a 1g/Kg/peso corporal/48 dias.

Triphala na cicatrização de feridas

As pomadas preparadas a partir de extractos de triphala mostram um encerramento significativo da ferida *in vivo.* O tecido de granulação apresenta uma contagem bacteriana reduzida, um aumento do colagénio, da hexosamina e do ácido urónico. As esponjas de colagénio incorporadas com trifala, quando utilizadas para fechar feridas, mostraram um aumento da estabilidade térmica, da capacidade de absorção de água, um fecho mais rápido da ferida e uma melhor regeneração dos tecidos. A interação do galato *de epigalocatequina* com o colagénio contribui para esta rápida atividade de cicatrização de feridas.

Triphala na artrite

A eficácia do triphala na inflamação induzida por cristais de urato monossódico para a artrite gotosa foi comparada com o fármaco anti-inflamatório não esteroide Indometacina. O tratamento com trifala inibiu o volume da pata, os níveis de enzimas lisossomais, a peroxidação lipídica e o mediador inflamatório fator de necrose tumoral-a, a P-glucuromdase e o nível de lactato desidrogenase foram reduzidos. Triphala exerceu um forte efeito anti-inflamatório contra a artrite gotosa. A trifala (1 g/Kg/peso corporal) foi avaliada quanto ao seu efeito anti-artrítico contra a indometacina (3 mg/Kg/peso corporal) em ratos com artrite induzida pelo adjuvante de Freund (0,1 ml). Os níveis de enzimas lisossómicas, enzimas marcadoras de tecidos, glicoproteínas e espessura da pata aumentaram em animais induzidos por artrite. As alterações físicas e bioquímicas observadas em animais artríticos foram alteradas significativamente para condições quase normais após a administração oral de Triphala. [190]

Actividades analgésica, antipirética e ulcerogénica

A maioria dos fármacos anti-inflamatórios atualmente disponíveis apresenta um efeito analgésico e antipirético associado a danos gástricos. Por conseguinte, foi feita uma tentativa para verificar se o Triphala apresenta actividades analgésicas e antipiréticas sem qualquer dano gástrico. O aumento da temperatura corporal e a dor são conhecidos como as principais reacções do corpo contra uma estimulação inflamatória. Por conseguinte, é geralmente essencial possuir actividades analgésicas e antipiréticas para um composto anti-inflamatório[191] . As actividades analgésica, antipirética e ulcerogénica do Triphala (500/1000 mg/kg de peso corporal) foram comparadas com o fármaco anti-inflamatório não esteroide Indometacina (10 mg/kg de peso corporal) nos modelos experimentais em ratos e verificou-se que o Triphala em ambos os níveis de dose produziu um excelente efeito analgésico e antipirético, com a ausência de danos gástricos. O ácido acético actua indiretamente induzindo a libertação de mediadores endógenos da dor sensíveis aos anti-inflamatórios não esteróides e aos opióides. O mecanismo de ação analgésica da Triphala pode provavelmente dever-se ao bloqueio do efeito ou à libertação de substâncias endógenas que excitam as terminações nervosas da dor, à semelhança dos anti-inflamatórios não esteróides. A pomada Triphala mostrou fortes actividades antibacterianas, de cicatrização de feridas e anti-oxidantes durante o tratamento de feridas infectadas.[192]

Atividade antidiabética

A administração oral de extrato de Triphala (100 mg/kg de peso corporal) reduziu significativamente o nível de açúcar no sangue em ratos normais e em ratos diabéticos com aloxano (120 mg/kg) em 4 horas e a administração diária continuada do medicamento produziu um efeito antidiabético sustentado .[192]

Atividade antimicrobiana de Triphala

Triphala controla a placa dentária, a inflamação gengival e o crescimento microbiano causado por *Streptococcus mutans* e *Lactobacillus*. O Triphala controla a placa bacteriana a partir da linha de base e a sua atividade é comparável à dos elixires bucais comuns Clorexidina. As formulações ayurvédicas, como o Triphala Mashi, apresentam uma atividade antimicrobiana atribuída aos compostos fenólicos e aos taninos do triphala. A atividade é comparável à do triphala. Inibe o crescimento dependente da dose de bactérias gram positivas e gram negativas. O triphala e os seus componentes individuais do fruto têm uma ação antibacteriana potente contra um amplo espetro de isolados bacterianos como *seudomonas aeruginosa, Klebsiella pneumonia, Shigella sonnei, Staphylococcus aureus, vibrio cholera*, isolados de pacientes infectados com VIH. O triphala e os seus componentes individuais mostraram um efeito antibacteriano em bactérias gram-positivas e gram-negativas, o que sugere a entrada de fitoquímicos activos através de ambas as paredes celulares bacterianas. O Triphala churna tem atividade antibacteriana contra vários agentes patogénicos bacterianos. O extrato aquoso tem atividade contra *S.epidermidis, S.aureus, P.vulgaris*, ligeiramente antibacteriano contra *S.typhimurium*, *B.subtilis* e efeito inibitório insignificante/nulo contra *E.coli* e *E.aerogens*. Os extractos de acetona, etanol e metanol de triphala churna possuem o maior potencial antibacteriano contra *S.epidermidis*, *S.aureus*, *P.vulgaris* e nenhuma atividade antibacteriana contra *E.coli*, *E.aerogenes* e *P.aeruginosa*. Os três frutos que constituem a triphala mostram uma atividade antibacteriana potente contra *E.coli*, *Staphylococcus aureus*, *Pseudomonas aeruginosa*, *Proteus vulgaris*, *Staphylococcus epidermidis*, *Salmonella typhii*, *Salmonella typhimurium*, *Enterobacter aerogenes*. A ingestão diária de triphala controla as infecções entéricas nos seres humanos. O triphala possui atividade antibacteriana contra agentes patogénicos como *Salmonella*, *Staphylococcus*, *Pseudomonas* e *E.coli*, *Bacillus* isolados de feridas de trabalhadores e estudantes. A formulação de Triphala Mashi tem menor atividade antibacteriana em comparação com Triphala. Triphala inibe o crescimento de *Enterococci* que causa bacteremia nosocomial, ferida cirúrgica/infecções do trato urinário. Triphala exibiu uma grande zona de inibição contra *Enterococci*.[190]

Implicações dentárias

Atividade anti-cárie

Apesar de existirem vários agentes anti-placa disponíveis no mercado, a procura de um agente eficaz ainda continua. Vários efeitos secundários indesejáveis associados a estes agentes estimularam a procura de agentes alternativos. As plantas ou produtos vegetais utilizados em práticas dentárias populares ou prescritos em remédios Unani, homeopáticos ou Ayurvédicos estão agora a ganhar atenção devido às suas aclamadas propriedades medicinais. *A Terminalia chebula* é valiosa na prevenção e tratamento de várias doenças da boca, tais como cáries dentárias, gengivas esponjosas e hemorrágicas, gengivite e estomatite. O extrato pode prevenir com sucesso a formação de placa na superfície do dente, uma vez que inibe a aderência induzida pela sacarose e a agregação induzida pelo glucano, os dois processos que promovem a colonização do organismo na superfície do dente. Assim, o extrato de *T. chebula* pode ser um agente eficaz no tratamento de dentes cariados, devido à sua capacidade de inibir o crescimento e a acumulação de *S. mutans* na superfície do dente. Isto evitaria a acumulação de ácidos na superfície do dente e, assim, a desmineralização e a quebra do esmalte dentário.

Triphala como irrigante do canal radicular

As infecções endodônticas primárias são causadas por microrganismos orais, que são normalmente agentes patogénicos oportunistas que podem invadir um canal radicular com tecido necrótico e estabelecer um processo infecioso. O número de bactérias anaeróbias facultativas aumenta quando o canal radicular permanece infetado por longos períodos. *Enterococcus faecalis*, um cocos gram-positivo anaeróbio facultativo, é o Enterococcussp. mais comum cultivado em casos endodônticos não cicatrizados. O hipoclorito de sódio (NaOCl) é um irrigante eficiente usado na eliminação de biofilmes de *E. faecalis in vitro,* mas suas principais desvantagens são o sabor desagradável, a alta toxicidade e a incapacidade de remover a smear layer. O Triphala demonstrou uma atividade antibacteriana significativa contra biofilmes de três e seis semanas. A utilização de alternativas à base de plantas como irrigante do canal radicular pode revelar-se vantajosa, tendo em conta as várias caraterísticas indesejáveis do NaOCl.

Atividade anti-colagenase de Triphala

As metaloproteinases da matriz desempenham um papel vital na destruição periodontal, e este conhecimento levou a um novo conceito que envolve a inibição quimioterapêutica destas enzimas. A doxiciclina é a tetraciclina mais potente para a inibição da colagenase/ gelatinase. No entanto, a terapêutica com tetraciclina a longo prazo tem algumas desvantagens. A utilização de extractos de produtos à base de plantas no tratamento da doença periodontal não produz os efeitos secundários dos compostos de tetraciclina, bem como de outros medicamentos sintéticos. A trifala têm uma forte atividade inibidora contra a colagenase do tipo PMN, especialmente a MMP-9, a uma concentração de 1500 ug'ml, que está bem dentro do perfil de segurança dos estudos toxicológicos.

Efeito anti-microbiano e anti-oxidante de Triphala

O efeito anti-microbiano e anti-oxidante do Triphala foi comprovado *in-vitro*, uma vez que demonstrou inibir o *Streptococcus mutans* em concentrações tão baixas como 50gg/ml. Este efeito anti-placa pode provavelmente ser devido ao ácido tânico no Triphala, que é bem adsorvido aos grupos na superfície das células bacterianas, o que resulta na desnaturação da proteína e, por fim, na morte da célula bacteriana. A forte atividade antioxidante de Triphala pode ser atribuída a *T. belerica*, que é o antioxidante mais ativo, seguido de *E. officinalis* e *T. chebula*. Os principais ingredientes da *T. belerica* são o ácido elágico e o ácido gálico; *a E. officinalis* tem vários derivados do ácido gálico, incluindo o epigalocatequingalato e, na *T. chebula*, o ácido gálico é o principal ingrediente. A presença destes ingredientes activos de natureza fenólica pode ser responsável pela eliminação dos radicais livres.[182]

Triphala como bochechos

Os medicamentos ayurvédicos são utilizados desde a antiguidade. Os enxaguamentos orais feitos a partir destes medicamentos são utilizados na terapia periodontal. O Triphala é um deles, com um amplo espetro de atividade. De acordo com o Sushruta Samhita, o Triphala pode ser utilizado como agente de gargarejo em doenças dentárias. O colutório de Triphala a 0,6% demonstrou ter uma atividade anti-cárie significativa, comparável à da clorexidina, sem apresentar desvantagens como a coloração dos dentes e a um custo muito inferior, embora não tenha havido evidência de remineralização da estrutura dentária.[193]

O enxaguatório bucal Triphala, quando combinado com raspagem e alisamento radicular, mostrou uma redução significativa nos índices de placa, gengival e de higiene oral, sem qualquer evidência de coloração dos dentes aos sete, 30 e 45 dias, o que foi comparável à redução obtida pelo enxaguatório bucal de clorexidina em combinação com raspagem e alisamento radicular.[189]

O colutório Triphala, duas vezes por dia, combinado com metronidazol 400 mg três vezes por dia, quando comparado com clorexidina a 0,2% com metronidazol 400 mg três vezes por dia e colutório Triphala com pó oral de trifalina, num estudo de um mês, mostrou uma melhoria dos índices clínicos em termos de redução da mobilidade dentária, profundidade das bolsas, hemorragia gengival, sensibilidade ao calor e ao frio e formação de cálculos com uma recorrência mínima em todos os parâmetros clínicos.[194]

Conclusão

A trifala é um medicamento novo com uma série de actividades terapêuticas oferecidas pela Ayurveda ao mundo, com um vasto espetro de actividades farmacológicas e medicinais. Esta planta medicinal é a única fonte de vários tipos de compostos com uma estrutura química diversa. No entanto, possui uma série de actividades farmacológicas devido à presença de vários tipos de compostos bioactivos. Tem potencial para tratar uma variedade de doenças humanas com efeitos secundários mínimos ou inexistentes. A medicina dentária ainda está à procura de um medicamento para doenças que afectam os tecidos duros e moles da cavidade oral. O Triphala parece preencher a maioria destes requisitos sem qualquer efeito adverso nos tecidos orais e a um custo muito baixo em comparação com os produtos comercialmente disponíveis atualmente. Por conseguinte, deve ser encorajada na medicina dentária mais investigação que explore várias acções terapêuticas do Triphala.

Capítulo 5

Tulsi

Nome da planta medicinal: *Ocimum sanctum Linn*
Família: Labiatae[195]
Nome comum: Vishnu-Priya, Tulsi em sânscrito,
Kala Tulsi em Hindi
O Santo Basílio da Índia em inglês.[196]

A Tulsi é considerada uma planta sagrada e tem mesmo o estatuto de divindade no subcontinente indiano. É amplamente cultivada na Índia, de Norte a Sul, e também se encontra noutros continentes como diferentes espécies do género Ocimum. As duas variedades de Tulsi encontradas na Índia são a preta e a verde. Tradicionalmente, também se considera que tem propriedades medicinais. Encontra menção no Atharveda e é também um medicamento componente da Ayurveda.[197]

Tulsi em sânscrito significa "aquele que é incomparável ou inigualável". O Tulsi foi reconhecido há milhares de anos pelos antigos Rishis como sendo uma das melhores ervas curativas da Índia. Eles viram que esta erva é tão boa para a saúde e a cura que foi declarada como um Deus em si mesma. Tulsi é uma erva com o seu próprio historial mitológico. O Tulsi foi então estabelecido como um dos oito itens indispensáveis em qualquer ritual de adoração védico para garantir que cada casa e templo tivesse pelo menos um arbusto de Tulsi nas suas proximidades. Ainda hoje o Tulsi pode ser encontrado plantado na maioria das casas na Índia e é a erva mais respeitada e honrada devido à sua contínua importância na cura, religião, espiritualidade, cultura e estética decorativa. É tão facilmente encontrada atualmente, mesmo no Ocidente, que um dos seus nomes é Sulabha "a erva fácil de obter".[195]

Componentes

- As folhas contêm óleos essenciais, incluindo eugenol, ácido ursólico, ácido rosmarínico, P-cariofileno, ácido oleanólico, P-elemeno e germacreno D, Q & B - pineno, orientina e vicenina. Os componentes nutricionais incluem Vit A e C, minerais cálcio, ferro e zinco, bem como clorofila.
- As sementes contêm óleos fixos com ácido linoleico, ácido linolénico e sitosterol.
- As raízes contêm sitosterol e três triterpenos A, B, C [197]

Comercialmente disponível como

Xarope e cápsulas de tulasi Himalaya

Implicações médicas

Propriedade antibiótica

Verificou-se que os óleos essenciais extraídos das folhas de Ocimum sanctum L. inibem o crescimento de E. coli, B. anthracis e P. aeruginosa in-vitro, demonstrando a sua atividade antibacteriana. Ocimum sanctum também possui atividade antifúngica contra Asperigillus niger e verificou-se que o extrato aquoso é eficaz em pacientes que sofrem de encefalite viral. No tratamento de infecções causadas por vermes, a pasta de folhas de Tulsi é efetivamente muito eficaz. O Tulsi tem actividades antibacterianas, antivirais e antifúngicas naturais significativas e é útil no tratamento de muitas doenças sistémicas graves, bem como de infecções localizadas.[196]

Atividade anti-úlcera

O manjericão sagrado possui potentes propriedades anti-ulcerogénicas e cicatrizantes de úlceras[198,199] e isso deve-se à sua capacidade de reduzir a secreção ácida e aumentar a secreção mucosa.[199] Verificou-se que o óleo fixo de tulsi possui uma atividade antiulcerosa significativa contra a ulceração induzida por aspirina, indometacina, álcool, histamina, reserpina, serotonina e stress em modelos animais experimentais. Foi também observada uma inibição significativa da secreção gástrica e da ulceração gástrica induzida pela Aspirina em ratos ligados ao piloro. Os efeitos inibidores da lipoxigenase, antagonistas da histamina e anti-secretores do óleo podem provavelmente ter contribuído para a atividade anti-úlcera.[200]

Atividade anti-oxidante

Tem uma capacidade significativa para eliminar radicais livres altamente reactivos.[201] A extração dirigida por bioensaio antioxidante das folhas e caules frescos do extrato de tulsi produziu: cirsilineol, cirsimaritina, isotimusina, isotimonina, apigenina, ácido rosmarínico e quantidades apreciáveis de eugenol. O eugenol é um dos principais componentes do óleo volátil e outros compostos demonstraram também uma boa atividade antioxidante.[202]

Atividade anti-inflamatória

A análise por cromatografia líquida em fase gasosa do óleo fixo de O. sanctum revelou a presença de cinco ácidos gordos (ácido esteárico, palmítico, oleico, linoleico e linolénico). A fração de triglicéridos do óleo mostrou uma maior proteção, em comparação com o óleo fixo, contra o edema da pata induzido por carragenano e as contorções induzidas por ácido acético em ratos e ratinhos, respetivamente. O ácido linolénico presente no óleo fixo de O. sanctum tem a capacidade de bloquear as vias da ciclo-oxigenase e da lipoxigenase do metabolismo do araquidonato e pode ser responsável pela atividade anti-inflamatória do óleo.[203]

Efeito anti-tumoral

O óleo de semente de Ocimum sanctum foi avaliado quanto à atividade quimiopreventiva contra tumores de fibrossarcoma induzidos por 20-metilcolantreno injetado subcutaneamente na região da coxa de ratinhos albinos suíços. A suplementação da dose máxima tolerada (100 ml/kg de peso corporal) do óleo reduziu significativamente a incidência e o volume do tumor induzido pelo 20-metilcolantreno. Os resultados deste estudo sugerem que a potencial atividade quimiopreventiva do óleo é parcialmente atribuível às suas propriedades antioxidantes. A eficácia quimiopreventiva de 100 ml/kg de óleo de sementes foi comparável à de 80 mg/kg de vitamina E. [195]

Perturbações dermatológicas

Aplicado localmente, o sumo de Tulsi é benéfico no tratamento da micose e de outras doenças de pele. É também muito benéfico em doenças de pele como a leucoderma.[195]

Perturbações psicológicas

As folhas de Tulsi são consideradas como um "adaptogénio" ou anti-stress. Estudos recentes demonstraram que as folhas proporcionam ao seu utilizador uma proteção significativa contra o stress. Mesmo as pessoas saudáveis podem mastigar 12 folhas de Tulsi, duas vezes por dia, para prevenir o stress. Até purifica o sangue e ajuda a prevenir várias perturbações psicológicas comuns.[195]

Atividade anti-stress

O tratamento de animais com extrato de etanol previne as alterações no nível plasmático de corticosterona induzidas pela exposição ao stress sonoro agudo e crónico, indicando a propriedade anti-stress contra o ruído.[204]

Implicação dentária

Infecções orais

As folhas de Tulsi são bastante eficazes no tratamento de infecções orais comuns. Também algumas folhas mastigadas ajudam a manter a higiene oral. Carracrol e Tetpene são os agentes antibacterianos presentes nesta planta. O sesquiterpeno b-cariofileno também tem o mesmo objetivo. Este constituinte é um aditivo alimentar aprovado pela FDA que está naturalmente presente no Tulsi.[205]

Dor de dentes

O Tulsi pode atuar como inibidor da COX-2, tal como os analgésicos modernos, devido à sua quantidade significativa de Eugenol (1 - hidroxil - 2metoxi - 4 alil benzeno). As folhas de Ocimum sanctum contêm 0,7% de óleo volátil, composto por cerca de 71% de eugenol e 20% de metil eugenol.[203]

Distúrbios periodontais

As folhas de Tulsi secas ao sol e em pó podem ser utilizadas para escovar os dentes. Também pode ser misturada com óleo de mostarda para fazer uma pasta e ser utilizada como pasta de dentes. É muito bom para manter a saúde dentária, combatendo o mau cheiro oral (halitose). Também pode ser utilizado para massajar a gengiva para tratar várias doenças gengivais e periodontais.[203,205]

Agente anti-cariogénico

O Streptococcus mutans é um microrganismo que tem sido bem implicado na causa de cáries dentárias. Num estudo in-vitro, as várias concentrações dos extractos de Tulsi foram avaliadas contra o Streptococcus mutans e concluiu-se que a composição do extrato de Tulsi a 4% tem um potencial antimicrobiano máximo.[205]

Candidíase

A atividade antifúngica do óleo essencial de Ocimum sanctum e dos seus dois componentes principais, ou seja, o eugenol e o linalol, foi investigada contra duas espécies de Candida (ou seja, C. albicans e C. tropicalis) que são conhecidas por causar candidíase oral num estudo e concluiu que o linalol é mais promissor e eficaz contra a cândida.[206]

Líquen plano

O Ocimum sanctum tem a propriedade única de atuar na pele e no tecido sanguíneo e também de provocar a imunomodulação desejada, sendo uma das opções de tratamento na Ayurveda para tratar o líquen plano.[195]

Leucoplasia e fibrose submucosa oral

O ácido polifenol rosmarínico presente no Tulsi pode atuar como um poderoso antioxidante, pelo que esta propriedade pode ser utilizada terapeuticamente no tratamento de lesões e condições pré-cancerosas orais comuns.[195]

Pênfigo

O tratamento ayurvédico tem como objetivo reforçar o sistema imunitário e promover a cura das bolhas e feridas. Devido à sua propriedade imunomoduladora, o Ocimum sanctum pode ser potencialmente utilizado no tratamento de doenças imunológicas das mucosas, como o pênfigo.[207]

Ulcerações do áptico

Verificou-se que o Ocimum sanctum numa dose de 100 mg/kg é um agente antiulceroso eficaz num estudo.

O efeito anti-úlcera do Ocimum sanctum pode dever-se ao seu efeito citoprotector e não à atividade anti-secretora. Conclusivamente, verificou-se que o Ocimum sanctum possui propriedades anti-ulcerogénicas e cicatrizantes potentes e pode atuar como um agente terapêutico potente contra a úlcera péptica. Esta propriedade pode também revelar-se benéfica nas úlceras orais.[198]

Conclusão

As terapias com plantas existem há milhares de anos e algumas podem ser tão antigas como a própria civilização humana. Uma dessas plantas medicinais é a "Tulsi", que é considerada a "Rainha das Ervas" devido às suas propriedades medicinais variadas e também ao seu valor mitológico. Vários estudos farmacológicos estabeleceram uma base científica para as utilizações terapêuticas desta planta. Tradicionalmente, tem sido utilizada para tratar várias doenças sistémicas na Ayurveda. Pode revelar-se benéfica no tratamento de doenças orais também devido às suas propriedades antibacterianas, anti-inflamatórias, cicatrizantes de úlceras, antioxidantes, imunomoduladoras, dor de dentes e distúrbios periodontais. Estudos futuros devem ser direcionados para explorar e avaliar o significado terapêutico desta planta milagrosa na medicina oral.

Babul

Nome da planta medicinal: *Acacia arabica (L.)*

Sinónimos: Acacia nilotica (Lam.) Willd., Acacia scorpioides W. Wight, Mimosa arabica Lam., Mimosa nilotica L., Mimosa scorpioides L.

Família/tribo: Fabaceae (alt. Leguminosae)

Nomes comuns: Acacia gomifera, babul, babul acacia, árvore de goma arábica, indiana, árvore de goma arábica , acácia espinhosa.

Nomes regionais Inglês: Babul, Black Babul, Indian Gum Árvore árabe;
Hind: Babul, Kikar; [208]

A Acacia foi descrita pela primeira vez por Linnaeus em 1773. Estima-se que existam cerca de 1380 espécies de Acacia em todo o mundo, cerca de dois terços das quais são nativas da Austrália e as restantes espalhadas pelas regiões tropicais e subtropicais do mundo.[209]

Na Austrália, é considerada uma das piores ervas daninhas devido à sua invasividade, potencial de propagação e impactos económicos e ambientais. Está amplamente distribuída pelas zonas áridas e semi-áridas do mundo. Atualmente, cerca de 20% da área geográfica total da Índia são terrenos baldios. A procura crescente de combustível, forragem, madeira e alimentos esgotou ou eliminou amplamente a cobertura vegetal protetora e expôs os solos a processos de degradação que resultaram na perda parcial ou total da produtividade do solo. Uma vez que o azoto é geralmente deficiente nessas terras, há uma grande necessidade de identificar plantas fixadoras de azoto adequadas, que possam prosperar bem durante o processo de estabilização e recuperação de locais degradados. Nestas condições, a A. nilotica pode desempenhar um papel importante. Trata-se de uma leguminosa polivalente de crescimento relativamente rápido e resistente à seca, com capacidade de fixação biológica de azoto.[210] Além disso, o seu forte sistema radicular (Toky e Bisht 1992),[211] um longo período de crescimento de mais de 300 dias com quatro picos de queda de folhas, pode explorar intensivamente a coluna do solo em busca de nutrientes e humidade. Esta espécie tem um elevado potencial de fixação de azoto (Toky et al 1994),[212] e tem sido considerada como uma das espécies de crescimento rápido dos terrenos baldios e dos sistemas agro-florestais em toda a Índia, fornecendo madeira forte, forragem para cabras e ovelhas e lenha de alta qualidade, para além de enriquecer o solo com azoto. No presente artigo, foi analisada a informação sobre vários aspectos da A. nilotica e o seu papel na recuperação de terrenos baldios/terrenos degradados.[210]

Arbusto ou árvore perene, de 2,5-10 (-20) m de altura, variável em muitos aspectos. Ramos que se estendem, formando uma copa densa, plana ou arredondada, com caules de cor escura a preta; ramos castanho-púrpura, pouco ou densamente pubescentes, com lenticelas. Casca fina, rugosa, fissurada, castanho-avermelhada profunda. Espinhos finos, rectos, cinzento-claros em pares axilares, geralmente em 3-12 pares, com 5-7,5 cm de comprimento nas árvores jovens; as árvores adultas geralmente não têm espinhos. Folhas bipinadas com 30-40 mm de comprimento, frequentemente com 1-2 glândulas peciolares e outras glândulas entre todas ou apenas as pinas superiores; pinas 2-11 (-17) pares, com 7-25 pares de folíolos (1,5-7 mm de comprimento) por pina.[208]

Componentes

As espécies de *Acacia* contêm metabolitos secundários, incluindo aminas e alcalóides, glicosídeos cianogénicos, ciclitóis, ácidos gordos e óleos de sementes, fluoroacetato, gomas, aminoácidos não proteicos, terpenos (incluindo óleos essenciais, diterpenos, fitosterol e geninas e saponinas triterpénicas), taninos hidrolisáveis, flavonóides e taninos condensados.[213] A planta é a mais rica fonte de cistina, metionina, treonina, lisina, triptofano, potássio, fósforo, magnésio, ferro e manganês.[214] Os compostos químicos da planta são o diéster, o éster dihexadecílico do ácido dioico pentacosano e o álcool heptacosano 1, 2, 3-triol.[215]

Sementes: Contêm uma percentagem elevada de constituintes fenólicos, que consistem em ácido m-digálico, ácido gálico, ácidos protocatecuico e elágico, leucocianidina, dímero m-digálico 3,4,5,7-tetra-hidroxi- flavan-3-ol, oligómero 3,4,7-tetra-hidroxi- flavan 3,4-diol e 3,4,5,7-tetra-hidroxi- flavan-3-ol e (-) epicatequina. A semente madura contém também proteína bruta, fibra bruta, gordura bruta, hidratos de carbono, potássio, fósforo, magnésio, ferro e manganês em concentrações elevadas e é uma fonte mais rica de cistina, metionina, treonina, lisina e triptofano.

O fruto também contém mucilagem e saponinas.

Vagens: Contém ácido gálico e o seu ácido Me-este-n-digálico e taninos condensados.

Folha: Contém apigenina, 6-8-bis- D-glucósido, rutina, 8% de proteína digestiva (12,4% de proteína bruta). Os níveis relativos de tanino em diferentes partes da planta são, vagens sem sementes (50%), vagens (5,4%), folhas (7,6%), casca (13,5%) e galhos (15,8%).

Casca: Contém tanino (12-20%), terpenóides, saponinas e glicosídeos, Flobetanina, ácido gálico, ácido protocatecuico pirocatecol, (+) - catequina, (-) epigalocatequina- 5,7- digalato. O seu extrato contém um conteúdo fenólico total que varia entre 9,2 e 16,5 g/100 g.

Raiz: contém octaconsanol, betulina, B-amirina e B-sitosterol. Goma: É composta por galactoarabano que, por hidrólise, dá origem a L-arabinose, D-galactose, L-ramnose, ácido D-glucurónico e ácido 4-O-metil-D-glucurónico.[216]

Comercialmente disponível como

Ingrediente da pasta de dentes

Implicações médicas

Atividade antibacteriana

B. Mahesh et al (2008) observaram um estudo da atividade antibacteriana de extractos metanólicos de Acacia nilotica, que mostrou a maior atividade antibacteriana contra B. subtilis e Staphylococcus aureus com uma zona de inibição de 15±0,66 mm e o extrato de folhas mostrou a maior atividade contra Bacillus subtilis com uma zona de inibição de 20±1,20 mm.[217] Mohan Lal Saini et al (2008) examinaram estudos antimicrobianos comparativos de espécies de Acacia e a A. nilotica apresentou a atividade mais elevada contra três bactérias (Escherichia coli, Staphylococcus aureus e Salmonella typhi) e duas estirpes de fungos (Candida albicans e Aspergillus niger). [218]

Atividade antifúngica e atividade antiviral

As espécies de Acacia nilotica podem ser consideradas como recursos promissores para medicamentos antibacterianos devido à sua natureza altamente ativa. B. Mahesh et al (2008) mostraram a atividade antifúngica dos extractos metanólicos e do extrato aquoso de A. nilotica com uma percentagem de inibição que varia entre 34,27±1,45 e 93,35±1,99.[219] Os frutos secos de Acacia nilotica são activos contra C. albicans e utilizados para tratar a candidíase oral.[216]

Atividade antibiótica

O extrato da planta mostrou uma atividade antibiótica potente contra quatro espécies de bactérias: gram positivas; Bacillus subtilis, Staphylococcus albus, Streptococcus faecalis; gram negativas, Escherichia coli e duas espécies de fungos: Candida albicans e Aspergillus flavus examinadas através do método de difusão em disco de papel.[219]

Atividade anti-mutagénica

O ácido gálico e os polifenóis presentes no extrato de acetona da planta são responsáveis pela atividade antimutagénica. O extrato de acetona de Acacia nilotica apresentou atividade antimutagénica contra mutagénicos de ação direta (NPD, azida de sódio) e o mutagénico dependente de S9 2-aminofluoreno (2AF). A atividade é estimada utilizando o ensaio de reversão de histidina de Salmonella Ames de incorporação em placa utilizando diferentes estirpes de Salmonella typhimurium.[216]

Atividade anti-helmíntica, analgésica e anti-inflamatória

O extrato metanólico in vitro do fruto de Acacia nilotica apresenta uma atividade anti-helmíntica contra Haemonchus contortus a uma concentração LC50 = 512,86 e 194,98 Lig'ml através do ensaio de motilidade de adultos, do ensaio de eclosão de ovos e do ensaio de desenvolvimento larvar. [220] O efeito analgésico da A. nilotica contra o controlo é examinado contra a dor induzida pelo ácido acético no rato. A planta demonstrou uma atividade potente. Mostra percentagens elevadas de analgesia nas duas doses (150, 300mg/kg bw) dos extractos de plantas utilizados. A atividade anti-inflamatória do extrato de A. nilotica foi testada utilizando a inflamação do edema da pata induzida por albumina de ovo em ratos. No entanto, os extractos não suprimiram o edema da pata.[221]

Atividade espasmogénica e atividade antiespasmódica

O extrato aquoso de sementes de Acacia nilotica mostra atividade espasmogénica no íleo isolado da cobaia. O mecanismo subjacente pode ser o aumento do influxo de cálcio que resulta em espasmo muscular. A Acacia nilotica (extrato metanólico) inibiu a contração espontânea do jejuno de coelho de uma forma dependente da dose (0,1- 3,0 mg/mL). Também inibe as contracções induzidas por K+. O mecanismo subjacente é o bloqueio do canal de cálcio que resulta num efeito de redução da pressão arterial.[216]

Implicações dentárias

A goma arábica é constituída principalmente por Arábica, uma mistura complexa de sais de cálcio, magnésio e potássio do ácido arábico. Contém taninos que apresentam propriedades adstringentes, hemostáticas e cicatrizantes. Contém também glicosídeos cianogénicos, para além de várias enzimas, tais como oxidases, peroxidases e pectinases, que demonstraram ter propriedades antimicrobianas. Os constituintes da casca da Acacia catechuit são utilizados para tratar estomatites, hemorragias gengivais e melhorar o apetite.[222]

P. gingivalis e P. intermedia estão fortemente implicados na patogénese da periodontite crónica (Moore 1987)[223] e a atividade proteolítica de P. gingivalis é reconhecida como um potencial fator de virulência (Slots & Genco 1984).[224] A ação inibitória in vitro da goma arábica contra estes organismos e as suas enzimas tem, portanto, um possível significado clínico.[225]

Conclusão

Tradicionalmente, a planta é largamente utilizada para o tratamento de várias doenças, mas cientificamente poucas delas foram analisadas. Assim, devem ser efectuados estudos científicos para investigar o potencial inexplorado da Acacia nilotica (L.).

Conclusão

Os produtos à base de plantas têm sido utilizados desde a antiguidade pelos seres humanos como forma de alcançar ou recuperar a saúde. Ao longo das décadas, os extractos ou óleos de plantas medicinais com atividade antimicrobiana e anti-inflamatória têm sido utilizados para a prevenção de várias infecções orais. O nosso estudo conclui-se da seguinte forma:

Planta genérica	**Nome**	**Peças úteis**	**Componentes activos**	**Propriedades**
Aloé vera	Emblica officinalis	Fruta	Vitamina C	Anti-inflamatório
Amla	Aloé barbadensis	Folhas	Antraquinona	Anti-oxidante
Bérberis	Bérberis Vulgaris	Caule da raiz Casca	alcalóides de isoquinolina	Anti-microbiano, Anti-inflamatório
Camomila	Matricaria chamomilla	Flores secas	Óleos voláteis, biflavanóides	Anti-inflamatório
Cravo	Syzgium aromaticum	Botões de flores	Óleo volátil, Taninos	Anti-sético, Analgésico
Curcumina	Curcuma longa	Raízes secas	Taninos	Analgésico, Anti-inflamatório
Chá verde	Camélia sinensis	Folhas	Polifenóis	Anti-bacteriano
Miswak	Salvadora persica	Casca, folhas	Taninos, óleos voláteis	Anti-inflamatório
Neem	Azadirachta indica	Folhas	Terpenóides	Anti-oxidante, Anti-inflamatório, Antibacteriano

Própolis		A própria resina	Flavonóides	Antioxidante, Antibacteriano
Romã	Punica granatum,	Casca, raízes e folhas	Ácido elágico Elagitaninos, Ácido púnico, Flavonóides, Antocianidinas	Antioxidante, Anti-inflamatório
Trifala	Bibhitaki, Haritaki, Amalaki	Frutos, Folhas	Tanino, Ácido gálico, Vitamina C, caroteno	Atividade anti-bacteriana, Anti-oxidante, Anti-envelhecimento
Tulsi	Ocimum sanctum	Folhas	Ácido ursólico, apigenina, luteolina	Anti-inflamatório
Babool	Acácia arábica	Casca	Taninos	Adstringente

Bibliografia

Mohanty RB, Mishra N, Tripathy BK e Panda T. Fitoterapia tradicional para cuidados dentários e orais em Odisha, Índia. Journal of natural remedies 2012;12:47-55.
Palombo EA. Extractos de Plantas Medicinais Tradicionais e Produtos Naturais com Atividade contra Bactérias Orais: Potencial Aplicação na Prevenção e Tratamento de Doenças Bucais. Evid Based Complement Alternat Med 2011;2011:1-15.
Makarem A, Moeintaghavi A, Orafaei H, Shabzendedar M, Parissay I. Avaliação clínica e histológica do gel de bérberis na inflamação periodontal: Mandeep Singh Virdi, Editor. Oral Health Care - Prosthodontics, Periodontology, Biology, Research and Systemic Conditions, 1st ed. Nova Delhi: CBS Publishers & Distributors; 2012. p. 97-108.
Mehta S, Pesapathy S, Joseph M, Tiwari PK, Chawla S. Avaliação comparativa de um colutório à base de plantas (Freshol) com clorexidina na acumulação de placa, inflamação gengival e crescimento de Streptococcus mutans salivar. J Int Soc Prevent Communit Dent 2013;3:25-8.
Predeep AR, Agarwal E, Bajaj P, Naik SB, Shanbhag N, Uma SR. Efeitos clínicos e microbiológicos de gel e pó disponíveis comercialmente contendo Acacia Arabica na gengivite. Aust Dent J 2012;57:312-8.
Fani M e Kohanteb J. Atividade inibitória do gel de Aloe vera em algumas bactérias cariogénicas e periodontopáticas isoladas clinicamente. J Oral Sci 2012;54:15-21.
Taheri JB, Azimi S, Rafieian N e Zanjani HA. Ervas aromáticas em medicina dentária. Int Dent J. 2011;61:287-96.
Paula JS, Resende AM, Mialhe FL. Fatores associados ao uso de fitoterápicos para problemas bucais por pacientes atendidos nas clínicas da Faculdade de Odontologia da Universidade Federal de Juiz de Fora, Brasil. Braz J Oral Sci. 2012;11:445-50.
Guru S, Saroch N, Guru R, Nanjawade B. Efeito anti-inflamatório da Amla (Emblica Officinalis) na gengivite induzida por placa bacteriana - um estudo clínico. JIDA 2011;5:799-801.
Ciuman RR. Terapias fitoterápicas e naturopáticas adjuntas em otorrinolaringologia. Eur Arch Otorhinolaryngol 2012;269:389-97.
Sanadhya YK, Sudhanshu S, Jain SR, Sharma N. Sistema de Naturopatia - uma ajuda complementar e alternativa em medicina dentária - uma revisão. Jornal de Evolução das Ciências Médicas e Dentárias 2013;2:7077-83.
Disponível em: www.indianmedicine.nic.in/html/naturopathy.htm[citado em 18 de março de 2013]
Disponível em: http://kcahf.org/content/ISNat.pdf. [Citado em 26 de maio de 2013].
Disponível em: http://unpan1. un.org/intradoc/groups/public/documents/APCITY/UNPAN009 845.pdf [citado em 16 de abril de 2013]
Disponível em: http://www.rockwoodnaturalmedicine.com/pdf/HISTORY%20OF%20NATU ROPATHIC%20 MEDICINE.pdf [citado em 21 de maio de 2013]
Disponível em: http://lifewithayurveda.blogspot.in/2007_02_01_archive.html. [Citado em 10 de setembro de 2013].
Disponível em: http://www.svcole.com [citado em 21 de abril de 2013]
Disponível em: http://blog.dentisseprofessionals.com/blog/bid/243264/Naturopathic- Dentistry. [citado em 10 de setembro de 2013]
Wynn RL. Gel de Aloé vera: Atualização para a medicina dentária. Gen Dent. 2005;53:6-9.
Davis RH. Aloé vera: Uma abordagem científica. New York: Vantage Press 1997. Disponível em: http://www. aloevera-usa.com/rhdavis. htm [acedido em março de 2014]
Bhat G, Kudva P, Dodwad V. Aloé vera: Nature's soothing healer to periodontal disease J Indian Soc Periodontol. 2011;15: 205-9.
Surjushe A, Vasani R, Saple DG. Aloé Vera: Uma breve revisão. Indian J Dermatol 2008; 53:163-6.
Vogler BK, Erns E. Aloé vera: uma revisão sistemática da sua eficácia clínica British Journal of General Practice 1999; 49: 823-8.
Ro JY, Lee BC, Kim JY, Chung YJ, Chung MH, Lee SK, et al.Mecanismo inibitório do componente único do aloé (Alprogen) na libertação de mediadores em mastócitos do pulmão de cobaias activados com reacções específicas antigénio-anticorpo. J Pharmacol Exp Ther 2000;292:114-21.
Sydiskis RJ, Owen DG, Lohr JL, Rosler KH, Blomster RN. Inativação de vírus envelopados por antraquinonas extraídas de plantas. Antimicrob Agents Chemother 1991 ;35:2463-6.
Kim HS, Lee BM. Inibição da formação de adutos benzo [a] pireno-DNA por aloe barbadensis Miller. Carcinogénese 1997;18:771-6.

Kim HS, Kacew S, Lee BM. Efeitos quimiopreventivos in vitro de polissacáridos de plantas (Aloe barbadensis Miller, Lentinus edodes, Ganoderma lucidum e Coriolus vesicolor). Carcinogenesis 1999;20:1637-40.
West DP, Zhu YF. Avaliação de luvas de gel de aloé vera no tratamento da pele seca associada à exposição profissional. Am J Infect Control 2003;31 :40- 2.
Syed TA, Ahmad SA, Holt AH, Ahmad SH, Afzal M. Gestão da psoríase com extrato de Aloé vera num creme hidrofílico: Um estudo em dupla ocultação, controlado por placebo. Trop Med Int Health 1996;1 :505-9.
Yeh GY, Eisenberg DM, Kaptchuk TJ, Phillips RS. Systematic review of herbs and dietary supplements for glycemic control in diabetes. Diabetes Care 2003;26:1277-94.
Langmead L, Feakins M, Goldthorpe S, Holt H, Tsironi E, De Silva A, et al. Randomized, double-blind, placebo-controlled trial of oral aloe vera gel for active ulcerative colitis. Aliment Pharmacol Ther 2004;19:739-47.
Bhandari PR, Kamdod MA. Emblica officinalis (Amla): Uma revisão das potenciais aplicações terapêuticas. Int J Green Pharm 2012;6:257-69.
Khan KH. Funções da Emblica officinalis na medicina - uma revisão. Bot Res Int 2009;2:218-28.
Khattak KF. Composição aproximada, perfil fitoquímico e atividade de eliminação de radicais livres de Emblica officinalis processada por radiação. Jornal Internacional de Investigação Alimentar 2013;20:1125-31.
Singh E, Sharma S, Pareek A, Dwivedi J, Yadav S e Sharma S. Fitoquímica, utilizações tradicionais e atividade quimiopreventiva do cancro do Amla
(Phyllanthus emblica): O Sustentador. Jornal de Ciências Farmacêuticas Aplicadas 2011;2:176-83.
Kumar KPS, Bhowmik D, Dutta A, Pd.Yadav A, Paswan S, Srivastava S et al. Tendências recentes em potenciais ervas tradicionais indianas Emblica officinalis e sua importância medicinal. Journal of Pharmacognosy and Phytochemistry 2012;1:18-28.
Nisha P, Singhal RS, Pandit AB. Um estudo sobre a cinética de degradação do ácido ascórbico em amla (Phyllanthus emblica L.) durante a cozedura. Int J Food Sci Nutr. 2004; 55:415-22.
Reddy VD, Padmavathi P, Kavitha G, Gopi S, Varadacharyulu N. Emblica officinalis melhora a disfunção mitocondrial cerebral induzida pelo álcool em ratos. J Med Food. 2011; 14:62-8.
Vasudevan M, Parle M. Atividade de melhoria da memória de Anwala churna (Emblica officinalis Gaertn.): uma preparação ayurvédica. Physiol Behav. 2007; 91:46-54.
Kumar A, Singh A, & Dora J. Perspectivas essenciais para Emblica officinalis. Revista Internacional de Ciências Farmacêuticas e Químicas 2012;1 :11-8.
Arayne MS, Sultana N e Bahadur SS. A história de Berberis: Berberis Vulgaris In Therapeutics. Pak. J. Pharm. Sci., 2007, Vol.20(1), 83-92.
Khan I.A., Abourashed E.A. Leungs Encyclopedia of Common Natural Ingredients, 3rd ed.Canada:John Wiley &Sons; 2009. p. 1-810.
Birdsall TC, Kelly GS. Berberina: Potencial terapêutico de um alcaloide presente em várias plantas medicinais. Altern Med Rev 1997;2:94-103.
Fukuda K, Hibiya Y, Mutoh M, et al. Inibição da atividade da proteína activadora 1 pela berberina em células de hepatoma humano. Planta Med 1999;65:381-383.
Ckless K, Schlottfeldt JL, Pasqual M, et al. Inibição da transformação de linfócitos in vitro pelo alcaloide isoquinolina berberina. J Pharm Pharmacol 1995;47:1029-1031.
Huang CG, Chu ZL, Yang ZM. Efeitos da berberina na síntese de TXA2 plaquetário e PGI2 plasmático em coelhos. Chung Kuo Yao Li Hsueh Pao 1991;12:526-528.
Berberina Altern Med Rev. Monografias 2002. Disponível em: http://www.anaturalhealingcenter.com/documents/Thorne/monos/BerberineM ono.pdf [acedido em abril de 2014].
Lin JG, Chung JG, Wu LT, et al. Efeitos da berberina na atividade da arilamina N-acetiltransferase em células tumorais do cólon humano. Am J Chin Med 1999;27:265-275.
Fukuda K, Hibiya Y, Mutoh M, et al. Inibição pela berberina da atividade transcricional da ciclo-oxigenase-2 em células cancerosas do cólon humano. J Ethnopharmacol 1999;66:227-233.
Monografia sobre a Berberrina. Altern Med Rev. 2000;5:175-77. Disponível em: http://www.altmedrev.com/publications/5/2/175.pdf [acedido em abril de 2014].
Vuddanda PR, Chakraborty S, Singh S. Berberine: a potential phytochemical with multispectrum therapeutic activities. Expert Opin. Investig.Drugs 2010;19:1297-307.
Moeintaghavi A, Shabzendedar M, Parissay I, Makarem A, Orafaei H, Hosseinnezhad M. Gel de berberina na inflamação periodontal: efeitos clínicos e histológicos. J Periodontol Implant Dent 2012;4:7-11.
Kazemnejad A, Zayeri F, Rokn A R, Kharazifard M J. Prevalência e indicadores de risco de doença

periodontal entre estudantes do ensino secundário em Teerão. East Medit Health J 2008;14:119-25.
Makerm A, Khalili N, Asodeh R. Eficácia do gel dentário de extractos aquosos de bérberis no controlo da placa bacteriana e da gengivite. Ata Medica Iranica 2007;45:91-4.
Srivastava JK, Shankar E, Gupta S. Camomila: Um medicamento à base de plantas do passado com um futuro brilhante. Mol Med Rep. 2010;3:895-901.
Nemeez G. Herbal pharmacy: chamomile Disponível em http://web.campbell.edu/faculty/nemecz/George_home/references/Chamomile. html
Singh O, Khanam Z, Misra N, Srivastava MK. Camomila (Matricaria chamomilla L.): An overview. Pharmacogn Rev. 2011;5:82-95.
Gould L, Reddy CV, Compreht FF. Efeito cardíaco do chá de camomila. J Clin Pharmacol. 1973;13:475-9.
Matos FJA, Machado MIL, Alencar JW, Craveiro AA. Constituintes do óleo de camomila do Brasil. J Essent Oil Res 1993;5:337-9.
Mimica-Dukic N, Lukic V, Pavkov R, Gasic O. Estudo da composição química e da contaminação microbiológica do chá de camomila. Ata Hortic 1993;333:137-41.
Lis-Balchin M, Deans SG, Eaglesham E. Relationship between bioactivity and chemical composition of commercial essential oils. Flavour Fragrance J 1998;13:98 -104.
Maday E, Szoke E, Muskath Z, Lemberkovics E. Um estudo da produção de óleos essenciais em culturas de raízes peludas de camomila. Eur J Drug Metab Pharmacokinet 1999;24:303 -308.
McKay DL, Blumberg JB. Uma revisão da bioatividade e dos potenciais benefícios para a saúde do chá de camomila (Matricaria recutita L.). Phytother Res. 2006 ;20:519-30.
Gupta V, Mittal P, Bansal P, Khokra SL, Kaushik D. Potencial farmacológico da Matricaria recutita- Uma revisão. Int J Pharm Sci Drug Res. 2010;2:12-6.
Pourabbas R, Delazar A, Chitsaz MT. O efeito do elixir bucal de camomila alemã na placa dentária e na inflamação gengival. Jornal Iraniano de Investigação Farmacêutica. 2005;2:105-9.
Lemberkovics E, Kéry A, Marczal G, Simandi B, Szoke E. Avaliação fitoquímica de óleos essenciais, plantas medicinais e suas preparações. Ata Pharm Hung 1998;68:141-9.
Carnat A, Carnat AP, Fraisse D, Ricoux L, Lamaison JL. A composição aromática e polifenólica do chá de camomila romana. Fitoterapia 2004;75:32-8.
Srivastava JK, Gupta S. Efeitos antiproliferativos e apoptóticos do extrato de camomila em várias células cancerígenas humanas. J Agric Food Chem 2007;55:9470-78.
Paladini AC, Marder M, Viola H, Wolfman C, Wasowski C, Medina JH. Flavonóides e o sistema nervoso central: de factores esquecidos a potentes compostos ansiolíticos. J Pharm Pharmacol 1999;51 :519-526.
Fidler P, Loprinzi CL, O'Fallon JR, Leitch JM, Lee JK, Hayes DL, Novotny P, Clemens-Schutjer D, Bartel J, Michalak JC. Prospective evaluation of a chamomile mouthwash for prevention of 5-FU induced oral mucositis. Cancro 1996;77:522-525.
Parle M e Khanna D. Clove: Uma especiaria campeã . Int. J. Res. Ayurveda Pharm. 2011;2: 47-54.
Kim HM, Lee EH, Hong SH, Song HJ, Shin MK, Kim SH et. al. Efeito do extrato de Syzygium aromaticum na hipersensibilidade imediata em ratos. J Ethnopharmacol. 1998;60:125-31.
Pino JA, Marbot R, Aguero J, Fuentes V. Óleo essencial de botões e folhas de cravinho (Syzygium aromaticum (L.) Merr. et Perry) cultivado em Cuba. Journal of Essential Oil Research. 2001;13: 278-9.
Nonaka G, Harada M, Nishioka I. Eugenin, a new ellagitannin from cloves. Chem. Pharm. Bull. 1980;28:685-7.
Zhang YW, Chen Y. Isobiflorin, a chromone-C-glucoside from cloves (Eugenia caryophyllata). Phytochemistry. 1997;45:401 -3.
Nassar MI. Flavonoid triglycosides from the seeds of Syzygium aromaticum Carbohydr Res. 2006;341:160-3.
Briozzo J, Nunez L, Chirife J, Herszage L, D'Aquino M.Antimicrobial activity of clove oil dispersed in a concentrated sugar solution. J Appl Bacteriol. 1989;66:69-75.
Pinto E, Vale-Silva L, Cavaleiro C, Salgueiro L.Atividade antifúngica do óleo essencial de cravinho de Syzygium aromaticum sobre espécies de Candida, Aspergillus e dermatófitos. J Med Microbiol. 2009;58:1454-62.
Banerjee S, Panda CK, Das S. Clove (Syzygium aromaticum L.), um potencial agente quimiopreventivo do cancro do pulmão. Carcinogenesis. 2006;27:1645-54.
Banerjee S and Das S. Anticarcinogenic effects of an aqueous infusion of cloves on skin carcinogenesis. Asian Pac J Cancer Prev. 2005;6:304-8.
Gulcin I, Sat IG, Beydemir S, Elmastas M, Kufrevioglu OI. Comparação da atividade antioxidante dos botões de cravinho (Eugenia caryophyllata Thunb) e alfazema (Lavandula stoechas L.). Food

Chemistry. 2004;87:393-400.
Lee KG, Shibamoto T. Propriedade antioxidante do extrato de aroma isolado de botões de cravinho [Syzygium aromaticum (L.) Merr. et Perry]. Food Chemistry. 2001;74:443-8.
Ghelardini C, Galeotti N, Di Cesare Mannelli L, Mazzanti G, Bartolini A. Atividade anestésica local do beta-cariofileno. Farmaco. 2001;56:387-9.
Waterstrat PR. Indução e recuperação da anestesia em alevins de peixe-gato do canal Ictalurus punctatus expostos a óleo de cravo. J World Aquac Soc 1999; 30: 250-255.
Cai L, Wu CD. Compostos de Syzygium aromaticum com atividade inibidora do crescimento contra agentes patogénicos orais. J Nat Prod. 1996;59:987-90.
Mullaicharam AR, Maheswaran A. Efeitos farmacológicos da curcumina. Int J Nutr Pharmacol Neurol Dis 2012;2:92-9.
Singhal M, Yashwant, Nayak A, Singh V, Parihar AS. Curcumina: um agente quimiopreventivo em lesões pré-malignas. Jornal Internacional de Investigação Toxicológica e Farmacológica 2009;1;27-32.
Jurenka JS. Propriedades anti-inflamatórias da curcumina, um dos principais constituintes da Curcuma longa: uma revisão da investigação pré-clínica e clínica. Altern Med Rev. 2009;14:141-53.
Subasree S, Murthykumar K, Sripradha.S, Naveed N. Efeitos da curcuma na saúde oral: uma visão geral. Jornal Internacional de Ciências Farmacêuticas e Cuidados de Saúde 2014; 2:6-14.
Dikshit M, Rastogi L, Shukla R, Srimal RC. Prevenção de alterações bioquímicas induzidas por isquémia através de curcumina e quinidina no coração de gato. Indian J Med Res 1995;101:31-5.
Mortellini R, Foresti R, Bassi R, Green CJ. A curcumina, um agente antioxidante e anti-inflamatório, induz a heme oxigenase-1 e protege as células endoteliais contra o stress oxidativo. Free Radic Biol Med 2000;28:1303-1312.
Deshpande UR, Gadre SG, Raste AS, et al. Efeito protetor do extrato de curcuma (Curcuma longa L.) nas lesões hepáticas induzidas por tetracloreto de carbono em ratos. Indian J Exp Biol 1998;36:573-577.
Park EJ, Jeon CH, Ko G, et al. Efeito protetor da curcumina na lesão hepática de ratos induzida por tetracloreto de carbono. J Pharm Pharmacol 2000;52:437-440.
Soni KB, Rajan A, Kuttan R. Reversão das lesões hepáticas induzidas pela aflatoxina através da curcuma e da curcumina. Cancer Lett 1992;66:115-121.
Mukhopadhyay A, Basu N, Ghatak N, et al. Actividades anti-inflamatórias e irritantes de análogos da curcumina em ratos. Agents Actions 1982;12:508-515.
Disponível em:
http://www.awl.ch/heilpflanzen/curcuma_longa/curcuma_en.pdf [último acesso em 09 de maio de 2014]
Chaturvedi T P. Usos da curcuma em medicina dentária: uma atualização. Indian J Dent Res 2009;20:107-9.
Waghmare PF, Chaudhary AU, Karhadkar VM, Jamkhande AS. Avaliação comparativa do elixir bucal de açafrão-da-terra e gluconato de clorexidina na prevenção da formação de placa bacteriana e gengivite: Um estudo clínico e microbiológico. J Contemp Dent Pract. 2011;12:221-4.
Suhag A, Dixit J, Dhan P. Papel da curcumina como irrigante subgengival: Um estudo piloto. PERIO: Periodontal Pract Today. 2007;2: 115-21.
Shishodia S, Sethi G, Aggarwal BB (2005): Curcumin: Regressar às raízes Ann. N. Y. Acad.Sci 1056; 206-17.
Namita P, Mukesh R e Vijay K J. Camellia Sinensis (Chá Verde): A Review. Global J. Pharmacol 2012;6:52-9,
Chatterjee A, Saluja M, Agarwal G, Alam M. Green tea: Uma bênção para a saúde periodontal e geral. Jornal da Sociedade Indiana de Periodontologia - Vol 16, Número 2, abril-junho de 2012.
Axelrod M et al. The inhibitory effects of green tea (Camellia Sinensis) on the growth and proliferation of oral bacteria.
Venkateswara B, Sirisha K, Chava VK. Extrato de chá verde para a saúde periodontal. J Indian Soc Periodontol 2011;15:18-22.
Carmen C, Reyes A, Rafael G. Beneficial Effects of Green Tea - A Review; Journal of the American College of Nutrition 2006;25:79-99.
Kamath AB, Wang L, Das H, Li L, Reinhold VN, Bukowski JF. Antigénios na bebida de chá preparam células T Vg2Vd2 humanas in vitro e in vivo para respostas de citocinas antibacterianas de memória e não-memória. Proc Natl Acad Sci U S A 2003;100:6009-14.
Azam S, Hadi N, Khan NU, Hadi SM. Propriedade prooxidante dos polifenóis do chá verde epicatequina e epigalocatequina-3-galato: Implicações para as propriedades anticancerígenas. Toxicol in vitro 2004;18: 555-61

Devine A, Hodgson JM, Dick IM, Prince RL. O consumo de chá está associado a benefícios na densidade óssea em mulheres idosas. Am J Clin Nutr 2007;86:1243-7.
Okello EJ, Savelev SU, Perry EK. Actividades in vitro anti-b-secretase e anticolinesterase dupla da Camellia Sinensis L. relevantes para o tratamento da demência. Phytother Res 2004;18:624-7.
Guo S, Yan J, Yang T, Yang X, Bezard E, Zhao B. Efeitos protectores dos polifenóis do chá verde no modelo de rato 6-OHDA da doença de Parkinson através da inibição da via ROS-NO. Biol Psychiatry 2007;62:1353-62
Lodhia P, Yaegaki K, Khakbaznejad A, Imai T, Sato T, Tanaka T, et al. Effect of green tea on volatile sulfur compounds in mouth air. J Nutr Sci Vitaminol (Tóquio) 2008;54:89-94.
Sakanaka S, Okada Y. Inhibitory effects of green tea polyphenols on the production of a virulence fator of the periodontal-disease- causing anaerobic bacterium Porphyromonas gingivalis. J Agric Food Chem 2004;52:1688-92.
Hirasawa M, Takada K, Makimura M, Otake S. Melhoria do estado periodontal pela catequina do chá verde utilizando um sistema de distribuição local: Um estudo clínico piloto. J Periodont Res 2002;37:433-8.
Coimbra S, Castro E, Rocha-Pereira P, Rebelo I, Rocha S, Santos-Silva A. O efeito do chá verde no stress oxidativo. Clin Nutr 2006;25:790-6.
Chaurasia A, Patil R, Nagar A. Miswak na cavidade oral - Uma atualização. J Oral Biol Craniofac Res 2013; 3:98-101.
Dahiya P, Kamal R, Luthra RP, Mishra R, Saini G. Miswak: A perspetiva de um periodontista. J Ayurveda Integr Med 2012;3:184-7.
Almas K e Al - Lafi T. A escova de dentes natural. Fórum Mundial da Saúde 1995; 16:206-10.
G Bos. O miswak, um aspeto dos cuidados dentários no Islão. Med Hist. 1993;37:68- 79
Al Sadhan RI e Almas K. Miswak (pau de mascar): Um património cultural e científico. Saud. Dent. J.1999;11 :80-8.
El Mostehy MR, Al-Jassem AA, Al-Yassin IA, et al. Miswak como um dispositivo de saúde oral. Avaliação química e clínica preliminar. Hamdard. 1983;26:41 - 50.
Al lafi T, Ababneh H. O efeito do extrato do miswak (paus de mascar) utilizado na Jordânia e no Médio Oriente sobre as bactérias orais. Int Dent J. 1995;45:218- 22.
Al-Bagieh NH, Idowu A, Salako NO. Efeito do extrato aquoso de miswak no crescimento in vitro de Candida albicans. Microbios. 1994;80:107-13.
Gazi MI, Davies TJ, al-Bagieh N, Cox SW.The immediate- and medium-term effects of Meswak on the composition of mixed saliva. J Clin Periodontol. 1992;19:113-7.
Sulaiman M.I., Al-Khateeb T.L., Al - Mazroa A. A.(1996). O Efeito Analgésico do Miswak. Saud. Dent. J.1996;8:87-91.
Monforte MT, Trovato A, Rossitto A, Forestieri AM, D'Aquino A, Miceli N et al. Efeitos anticonvulsivos e sedativos dos extractos do caule de Salvadora persica L.. Phytother Res. 2002;16:395-7.
Verma R, Purohit S, Bhandari A, Kumar B, P.Priyanka. Salvadora Persica (Árvore da escova de dentes): A Review. J Pharm Res 2009;2:1809-12.
Sofrata AH, Claesson RL, Lingstro "m PK, Gustafsson AKStrong Antibacterial Effect of MiswakAgainst Oral MicroorganismsAssociated With Periodontitis and Caries. J Periodontol 2008;79:1474-9.
Al-Otaibi M, Al-Harthy M, Gustafsson A, Johansson A, Claesson R, Angmar-Mansson B. Subgingival plaque microbiota in Saudi Arabians after use of miswak chewing stick and toothbrush. J Clin Periodontol. 2004;31:1048-53.
Dutta S e Shaikh A. O constituinte químico ativo e a atividade biológica da Salvadora persica (Miswak). Revista Internacional de Revisão e Investigação Farmacêutica Atual 2012;3;1-14.
Warra AA. "Potencial Medicinal e Cosmético do Óleo de Semente de Neem (Azadiracta Indica): A Review. " Research & Reviews: Journal Of Medicinal Chemistry 2012;1:5-8.
Ogbuewu I P, et al. The growing importance of neem (Azadirachta indica A. Juss) in agriculture, industry, medicine and environment: A review. Res J Med Plant 2011;5:230-45.
Hashmat I, Azad H, & Ahmed A. Neem (Azadirachta indica A. Juss) - Uma farmácia da natureza: uma visão geral. Int Res J Biol Sci, 2012;1 :76-9.
Biswas K, Chattopadhyay I, Banerjee R K & Bandyopadhyay U. Biological activities and medicinal properties of neem (Azadirachta indica). Ciência atual 2002;82:1336-45.
Chatterjee A, Saluja M, Singh N, Kandwal A. Avaliar o efeito antigengivite e antipalco de um enxaguatório bucal de Azadirachta indica (neem) na gengivite induzida pela placa bacteriana: Um ensaio controlado, aleatório e em dupla ocultação. J Indian Soc Periodontol 2011;15:398-401.
Rathod S, Brahmankar R, Kolte A. Própolis - Um remédio natural. Jornal Indiano de Investigação e

Revisão Dentária outubro 2011 - março 2012:50-2.
Dodwad V, Kukreja BJ. Colutório de própolis: Um novo começo. J Indian Soc Periodontol 2011;15:121-5.
Parolia A, Thomas MS, Kundabala M, Mohan M. A própolis e as suas potenciais utilizações na saúde oral. Int. J. Med. Med. Sci. 2010;2:210-5.
Park YK, Alencar SM, Aguiar CL.Origem botânica e composição química da própolis brasileira. J Agric Food Chem 2002;50:2502-6.
Bankova V. Tendências recentes e desenvolvimentos importantes na investigação da própolis Evid Based Complement Alternat Med. 2005;2:29-32.
Lotfy M. Biological Activity of Bee Propolis in Health and Disease (Atividade biológica da própolis de abelha na saúde e na doença). Asian Pac J Cancer Prev 2006;7:22-31.
J M Grange e R W Davey. Propriedades antibacterianas da própolis (cola de abelha). J R Soc Med. Mar 1990;83:159-60.
Aga H, Shibuya T, Sugimoto T, Kurimoto M, Nakajima S. Isolamento e identificação de compostos antimicrobianos na própolis brasileira. Biosci Biotechnol Biochem 1994;58:945-6.
Amoros M, Lurton E, Boustie J, Girre L, Sauvager F, Cormier M. Comparação das actividades anti-herpes simplex da própolis e do cafeato de 3-metil-but-2-enilo. J Nat Prod. 1994;57:644-7.
Serkedjieva J, Manolova N, Bankova V. Efeito anti-influenza virus de alguns constituintes da própolis e seus análogos (ésteres de ácidos cinâmicos substituídos). J Nat Prod. 1992;55:294-302.
Ota C, Unterkircher C, Fantinato V, Shimizu MT. Atividade antifúngica da própolis em diferentes espécies de Candida. Mycoses. 2001 ;44:375-8.
de Castro SL, Higashi KO. Efeito de diferentes formulações de própolis em camundongos infectados com Trypanosoma cruzi. J Ethnopharmacol. 1995;46:55-8.
Park EH, Kahng JH. Efeitos supressivos da própolis na artrite adjuvante do rato. Arch Pharm Res. 1999;22:554-8.
Kimoto T, Arai S, Kohguchi M, Aga M, Nomura Y, Micallef MJ et al.Apoptose e supressão do crescimento tumoral pelo artepillin C extraído da própolis brasileira. Cancer Detect Prev. 1998;22:506-15.
Luo J, Soh JW, Xing WQ, Mao Y, Matsuno T, Weinstein IB.PM-3, um derivado de benzogamma-pirano isolado da própolis, inibe o crescimento de células de cancro da mama humano MCF-7. Anticancer Res. 2001;21:1665-71.
Irmak MK, Fadillioglu E, Sogut S, Erdogan H, Gulec M, Ozer M et al. Effects of caffeic acid phenethyl ester and alpha-tocopherol on reperfusion injury in rat brain. Cell Biochem Funct. 2003;21:283-9.
Magro-Filho O e de Carvalho AC.Efeito tópico da própolis na reparação de sulcoplastias pela técnica de Kazanjian modificada. Avaliação citológica e clínica. J Nihon Univ Sch Dent. 1994;36:102-11.
Magro Filho O e de Carvalho AC. Aplicação de própolis em alvéolos dentários e feridas cutâneas. J Nihon Univ Sch Dent. 1990;32:4-13.
Gopikrishna V, Baweja PS, Venkateshbabu N, Thomas T, Kandaswamy D. Comparação da água de coco, própolis, HBSS e leite na sobrevivência das células PDL. J Endod. 2008;34:587-9.
Al-Qathami H, Al-Madi E. Comparação de hipoclorito de sódio, própolis e soro fisiológico como irrigantes de canais radiculares: Um estudo piloto. Saud. Dent. J. 2003;5:100-3.
Fatih Özan, Zeynep Sümer, Zübeyde Akin Polat, Kürsat Er, Ülkü Özan, Orhan Deger. Effect of Mouthrinse Containing Propolis on Oral Microorganisms and Human Gingival Fibroblasts. Eur J Dent. outubro de 2007;1:195-201.
Hayacibara MF, Koo H, Rosalen PL, Duarte S, Franco EM, Bowen WH et al. Efeitos in vitro e in vivo de fracções isoladas de própolis brasileira no desenvolvimento de cáries. J Ethnopharmacol. 2005;101:110-5.
Almas K, Mahmoud A, Dahlan A. Um estudo comparativo da aplicação de própolis e soro fisiológico na dentina humana. Um estudo SEM. Indian J Dent Res. 2001 ;12:21-7.
Toker H, Ozan F, Ozer H, Ozdemir H, Eren K, Yeler H. Uma avaliação morfométrica e histopatológica dos efeitos da própolis na perda óssea alveolar na periodontite experimental em ratos. J Periodontol. 2008;79:1089-94.
Santos VR, Gomes RT, de Mesquita RA, de Moura MD, Franca EC, de Aguiar EG et al. Eficácia do gel de própolis brasileiro no tratamento da estomatite protética: um estudo piloto. Phytother Res. 2008;22:1544-7.
Awawdeh L, Al-Beitawi M, Hammad M.Eficácia da própolis e do hidróxido de cálcio como medicamento intracanal de curta duração contra Enterococcus faecalis: um estudo laboratorial. Aust Endod J. 2009;35:52-8.

Samet N, Laurent C, Susarla SM, Samet-Rubinsteen N. O efeito da própolis de abelha na estomatite aftosa recorrente: um estudo piloto. Clin Oral Investig. 2007;11:143-7.
Jurenka JS. Aplicações terapêuticas da romã (Punica granatum L.): uma revisão. Altern Med Rev. 2008;13:128-44.
Jain S, Rai R, Upadhyaya AR, Malhotra G. Punica Granatum: Uma abordagem natural e recente para o problema dentário. Int. J. Pharm Res. Sci. 2014;02:1- 6.
Bhandari PR. Romã (Punica granatum L). Sementes antigas para uma cura moderna? Revisão das potenciais aplicações terapêuticas. Int J Nutr Pharmacol Neurol Dis 2012;2:171-84.
Gil MI, Tomas-Barberan FA, Hess-Pierce B, Holcroft DM, Kader AA. Antioxidant activity of pomegranate juice and its relationship with phenolic composition and processing. J Agric Food Chem. 2000;48:4581-9.
Guo C, Wei J, Yang J, Xu J, Pang W, Jiang Y. O sumo de romã é potencialmente melhor do que o sumo de maçã na melhoria da função antioxidante em indivíduos idosos. Nutr Res. 2008;28:72-7.
Pantuck AJ, Leppert JT, Zomorodian N, Aronson W, Hong J, Barnard RJ, et al. Phase II study of pomegranate juice for men with rising prostate-specific antigen following surgery or radiation for prostate cancer. Clin Cancer Res. 2006;12:4018-26.
Ahmed S, Wang N, Hafeez BB, Cheruvu VK, Haqqi TM.Punica granatum L. extract inhibits IL-1 beta-induced expression of matrix metalloproteinases by inhibiting the activation of MAP kinases and NF-kappaB in human chondrocytes in vitro. J Nutr. 2005;135:2096-102.
Aviram M, Dornfeld L.Pomegranate juice consumption inhibits serum angiotensin converting enzyme activity and reduces systolic blood pressure. Atherosclerosis. 2001;158:195-8
Sumner MD, Elliott-Eller M, Weidner G, Daubenmier JJ, Chew MH, Marlin R, et al. Effects of pomegranate juice consumption on myocardial perfusion in patients with coronary heart disease. Am J Cardiol. 2005;96:810-4
Rosenblat M, Hayek T, Aviram M. Anti-oxidative effects of pomegranate juice (PJ) consumption by diabetic patients on serum and on macrophages. Atherosclerosis. 2006;187:363-71.
Voravuthikunchai SP, Limsuwan S. Extractos de plantas medicinais como agentes anti-Escherichia coli O157:H7 e os seus efeitos na agregação de células bacterianas. J Food Prot. 2006;69:2336-41.
Menezes SM, Cordeiro LN, Viana GS.O extrato de Punica granatum (romã) é ativo contra a placa bacteriana. J Herb Pharmacother. 2006;6:79-92
Somu CA, Ravindra S, Ajith S, Ahamed MG.Eficácia de um gel de extrato de ervas no tratamento da gengivite: Um estudo clínico. J Ayurveda Integr Med. 2012;3:85-90.
DiSilvestro RA, DiSilvestro DJ, DiSilvestro DJ.Efeitos do enxaguamento bucal com extrato de romã em medidas de saliva relevantes para o risco de gengivite. Phytother Res. 2009;23:1123-7.
Howell AB, D'Souza DH.The pomegranate: effects on bacteria and viruses that influence human health. Evid Based Complement Alternat Med. 2013;2013:606212. doi: 10.1155/2013/606212. Epub 2013 May 20.
Sastravaha G, Yotnuengnit P, Booncong P, Sangtherapitikul P. Tratamento periodontal adjuvante com extractos de Centella asiatica e Punica granatum. Um estudo preliminar. J Int Acad Periodontol. 2003;5:106-15.
Sastravaha G, Gassmann G, Sangtherapitikul P, Grimm WD. Tratamento periodontal adjuvante com extractos de Centella asiatica e Punica granatum na terapia periodontal de suporte. J Int Acad Periodontol. 2005;7:70-9.
Vasconcelos LC, Sampaio MC, Sampaio FC, Higino JS. Uso de Punica granatum como agente antifúngico contra candidíase associada à estomatite protética. Micoses. 2003;46:192-6.
Thomas B., Shetty SY, Vasudeva A, Shetty V. Avaliação comparativa da atividade antimicrobiana do Triphala e das pastas de dentes disponíveis no mercado: Um estudo in-vitro. Jornal Internacional de Odontologia de Saúde Pública 2011;2:8- 12.
Chouhan B, Kumawat RC, Kotecha M, Ramamurthy A, Nathani S. Triphala: Uma revisão Ayurvédica abrangente. Int. J. Res. Ayurveda Pharm. 2013;4:612-7.
Prakash S, Shelke AU. Papel de Triphala em odontologia. J Indian Soc Periodontol 2014;18:132-5.
Khan A, Gilani AH. Actividades anti-secretoras e analgésicas de Terminalia bellerica. Afr J Biotechnol 2010;9:2717- 9.
Khan KH. Funções da Emblica officinalis na medicina: Uma revisão. Bot Res Int 2009;2:218- 28.
Vani T, Rajani M, Sarkar S, Shishoo CJ. Propriedades antioxidantes da formulação ayurvédica Triphala e dos seus constituintes. Int J Pharmacogn 1997;35:313-7.
Jagtap AG, Karkera SG. Potencial do extrato aquoso de Terminalia chebula como agente anticárie. J. Ethnopharmacol. 1999;68:299-306.
Cowan MM. Produtos vegetais como agentes antimicrobianos. Clinical Microbiology Reviews 1999;12:564 - 82.

Mukherjee PK, Rai S, Bhattacharyya S, Debnath PK, Biswas TK, Jana U, Pandit S, Saha BP, Paul PK. Estudo clínico de 'Triphala': Um fitomedicamento bem conhecido da Índia. Irão J Pharmacol Ther 2006;5:51 - 4.
Desai A, M Anil, Debnath S. Um ensaio clínico para avaliar os efeitos do Triphala como colutório em comparação com a clorexidina em doentes com periodontite crónica generalizada. Indian J Dent Adv 2010;2:243 - 7.
Gowda DV, Muguli G, Rangesh PR, Deshpande RD. Acções fitoquímicas e farmacológicas de triphala: formulação ayurvédica - uma revisão. Int. J. Pharm. Sci. Rev. Res. 2012;15:61-5.
Kasahara Y, Hikino H, Tsurufuji S, Watanabe M, Ohuchi K. Antiinflammatory actions of ephedrines in acute inflammations. Planta Med. 1985;51:325-31.
Gupta M. Utilizações terapêuticas do medicamento poli-herbáceo triphala em doenças geriátricas. Int J Pharma Bio Sci 2010;1 :1-13.
Tandon S, Gupta K, Rao S, Malagi KJ. Efeito do colutório Triphala no estado da cárie. Int J Ayurveda Res. 2010;1 :93-9.
Maurya DK, Mittal N, Sharma KR, Nath G. Role of triphala in the management of Periodontal disease. Anc Sci Life 1997;17:120- 7.
Bhateja S and Arora G. Therapeutic benefits of holy basil (tulsi) in general and oral medicine: a review. Int. J. Res. Ayurveda Pharm 2012;3 :761-4.
Mohan L, Amberkar MV, Kumari M. Ocimum sanctum Linn (Tulsi) - uma visão geral. Int J Pharm Sci Rev Res 2011;7:51-53.
Shukla A, Kaur K, Ahuja P. Tulsi o Valor Medicinal. Revista Internacional de Investigação Interdisciplinar Online, {Bi-Mensal} 2013;3 :9-14.
Dharmani P, Kuchibhotla VK, Maurya R, Srivastava S, Sharma S, Palit G. Avaliação das propriedades anti-ulcerogénicas e cicatrizantes de Ocimum sanctum Linn. J Ethnopharmacol. 2004;93 :197-206.
Mandal S, Das DN, De K, Ray K, Roy G, Chaudhuri SB et. al. Ocimum sanctum Linn - um estudo sobre a ulceração gástrica e a secreção gástrica em ratos. Indian J Physiol Pharmacol. 1993;37:91-2
Singh S e Majumdar DK. Avaliação da atividade antiulcerosa gástrica do óleo fixo de Ocimum sanctum (manjericão). J Ethnopharmacol. 1999;65:13-9.
Yanpallewar SU, Rai S, Kumar M, Acharya SB. Avaliação do efeito antioxidante e neuroprotector do Ocimum sanctum na isquemia cerebral transitória e na hipoperfusão cerebral a longo prazo. Pharmacol Biochem Behav. 2004;79:155- 64.
Kelm MA, Nair MG, Strasburg GM, DeWitt DL. Compostos fenólicos antioxidantes e inibidores da ciclo-oxigenase de Ocimum sanctum Linn. Phytomedicine. 2000;7:7-13.
Singh S, Majumdar DK, Rehan HM. Avaliação do potencial anti-inflamatório do óleo fixo de Ocimum sanctum (Holybasil) e do seu possível mecanismo de ação. J Ethnopharmacol. 1996;54:19-26.
Sembulingam K, Sembulingam P, Namasivayam A. Effect of Ocimum sanctum Linn on noise induced changes in plasma corticosterone level. Indian J Physiol Pharmacol. 1997;41:139-43.
Agarwal P, Nagesh L, Murlikrishnan. Avaliação da atividade antimicrobiana de várias concentrações de extrato de Tulsi (Ocimum sanctum) contra Streptococcus mutans: um estudo in vitro. Indian J Dent Res. 2010;21:357-9.
Khan A, Ahmad A, Manzoor N, Khan LA. Actividades antifúngicas do óleo essencial de Ocimum sanctum e das suas moléculas principais. Nat Prod Commun. 2010;5:345-9.
Mediratta PK, Sharma KK, Singh S. Avaliação do potencial imunomodulador do óleo de sementes de Ocimum sanctum e do seu possível mecanismo de ação. J Ethnopharmacol. 2002;80:15-20.
Rajvaidhya S, Nagori B.P., Singh G.K., Dubey B.K., Desai P, Jain S: Uma revisão sobre Acacia arabica - uma planta medicinal indiana. Int J Pharm Sci Res, 2012;3:1995-2005.
Maslin B.R., Miller J.T., Seigle, D.S.: Overview of the generic status of Acacia (Leguminosae: Mimosoideae). Australian Systematic Botany 2003;16:1-18.
Bargali K e Bargali SS. Acacia nilotica: Uma planta leguminosa polivalente. Nat. Sci. 2009;7:11-9.
Toky OP e Bisht RP. Observations on the rooting pattern of some agroforestry trees in an arid region of north-western India (Observações sobre o padrão de enraizamento de algumas árvores agroflorestais numa região árida do noroeste da Índia). Agroforestry systs. 1992;18:245-263.
Toky OP, Beniwal RS, Sharma PK. Interação entre a inoculação de Rhizobium e a aplicação de fertilizantes azotados no crescimento e nodulação de Acacia nilotica subsp. indica. J. Arid Environ. 1994;27:49-54.
Seigler DS. Fitoquímica de Acacia-sensu lato. Biochem. Syst. Ecology. 2003;31:845-73.
Singh R, Singh B, Singh S, Kumar N, Kumar S, Arora S. Actividades anti-radicais livres do kaempferol isolado de Acacia nilotica (L.) Willd. Ex. Toxicol In Vitro. 2008;22:1965-70.

Banso A. Investigação fitoquímica e antibacteriana de extractos de casca de Acacia nilotica. J. Med. Plant. Res. 2009;3 :82-5.
Malviya S, Rawat S, Kharia A, Verma M. Medicinal attributes of Acacia nilotica Linn. - Uma revisão exaustiva das alegações etnofarmacológicas. Int. J. of Pharm. & Life Sci. 2011;2:830-7.
B. Mahesh e S. Satish. Antimicrobial Activity of Some Important Medicinal Plant Against Plant and Human Pathogens (Atividade antimicrobiana de algumas plantas medicinais importantes contra agentes patogénicos vegetais e humanos). World J. Agric. Sci. 2008;4:839- 43.
Saini ML, Saini R, Roy S, Kumar A. Estudos farmacognósticos e antimicrobianos comparativos de espécies de acácia (Mimosaceae). J. Med. Plant. Res. 2008;2:378-86.
Shanab SMM. Actividades Antioxidantes e Antibióticas de Algumas Algas Marinhas (Isolados Egípcios). Int. J. Agri. Biol. 2007;9:220-5.
Bachayaa HA, Iqbal Z, Khan MN, Sindhu ZU, Jabbar A. Atividade anti-helmíntica de Ziziphus nummularia (casca) e Acacia nilotica (fruto) contra nemátodos Trichostrongylid de ovinos, J.. Ethnopharmacol. 2009;123 :325-9.
Ali AJ, Akanya HO, Dauda BEN. O poligaloiltanino isolado das raízes de Acacia nilotica Del. (Leguminoseae) é eficaz contra o Plasmodium berghei em ratinhos. J. Med. Plants. Res. 2010;4:1169-75.
Gazi MI. A descoberta de caraterísticas antiplaca na pastilha elástica do tipo Acacia Arabica. J Clin Periodontol 1991;18:75-7.
Moore WEC. Microbiologia da doença periodontal. Journal of Periodontal Research 1987;22:335-41.
Slots J e Genco RJ. Espécies de Bacteroides de pigmentação negra. Capnocytophaga species, e Actinobacillus actinomycetemcomitans na doença periodontal humana: factores de virulência na colonização, sobrevivência e destruição de tecidos. Journal of Dental Research 1984;63:412-21.
Clark DT, Gazi MI, Cox SW, Eley BM, Tinsley GF. Os efeitos da goma de Acacia arabica no crescimento in vitro e nas actividades de protease de bactérias periodontopáticas. J C!in Periodontol 1993;20:238-43.

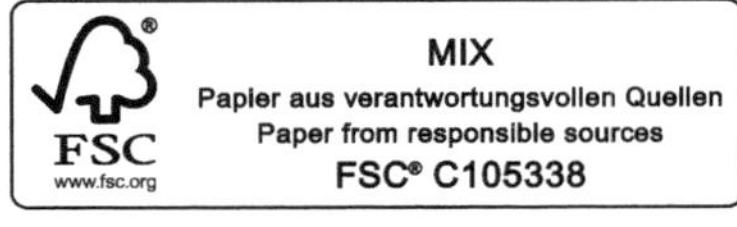

Printed by Books on Demand GmbH, Norderstedt / Germany